D1727616

EL ARTE COREANO DEL CUIDADO DE LA PIEL

한국스킨케어의 예술

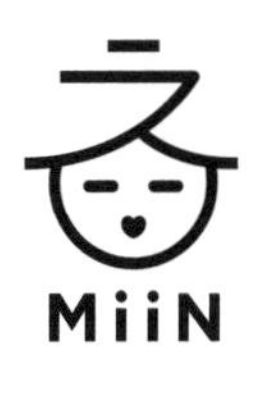

EL ARTE COREANO DEL CUIDADO DE LA PIEL

한국스킨케어의 예술

LILIN YANG | LEAH GANSE | SARA JIMÉNEZ

zenith

NOTA IMPORTANTE: ESTE LIBRO QUIERE SER UN MEDIO DE DIVULGACIÓN DE CONSEJOS PARA MEJORAR SU PIEL; LOS DATOS QUE EN ÉL FIGURAN SON APROXIMADOS Y SE COMUNICAN CON BUENA FE, PERO NO ES UN MANUAL DE MEDICINA NI PRETENDE SUSTITUIR CUALQUIER TRATAMIENTO QUE LE HAYA PRESCRITO SU MÉDICO. SI SOSPECHA QUE TIENE UN PROBLEMA DE SALUD, CONSULTE CON SU MÉDICO

Primera edición: noviembre de 2018
Cuarta impresión: junio de 2019

Lilin Yang, Leah Ganse y Sara Jiménez (redacción)
Carlos Heras (traducción y estilo)
Esther Sandoval (capítulo maquillaje)

Zenith es un sello editorial de Editorial Planeta, S.A.
Avda. Diagonal, 662-664, 08034 Barcelona (España)
www.zenitheditorial.com
www.planetadelibros.com

Diseño de interior y de cubierta: Georgina Gerónimo

ISBN: 978-84-08-19636-5
Depósito legal: B. 23.877-2018

Impreso en España - *Printed in Spain*

El papel utilizado para la impresión de este libro es cien por cien libre de cloro y está calificado como papel ecológico.

SUMARIO

INTRODUCCIÓN

Probablemente hayas oído hablar de la cosmética coreana, pero quizá no conozcas la historia de cómo llegó a Europa de la mano de MiiN.

Llevo en España más de diez años y, aunque mi estilo de vida ha cambiado mucho desde que llegué de Asia, **HAY ALGO QUE NO HE QUERIDO DEJAR ATRÁS: MI RUTINA DE CUIDADO FACIAL.**

Mi madre ha sido siempre mi inspiración. Sin duda, fue ella quien despertó en mí el interés por todo el mundo de la cosmética y del cuidado personal. Recuerdo como si fuera ayer cómo se sentaba delante del espejo frente a decenas de productos diferentes. Ni mi padre ni yo entendíamos muy bien qué hacía, pero para ella esos momentos a solas eran prácticamente «sagrados». El hecho de que ella disfrutara tanto de su ritual de belleza me llevó a quedarme a su lado contemplando cómo lo llevaba a cabo.

Con el paso del tiempo fui introduciéndome cada vez más en el maravilloso mundo de la belleza. A los catorce años, cuando aún vivía en China, mi madre me regaló mi primer lote de cuidado facial. A los dieciséis, me compré cosméticos con mi dinero por primera vez; opté por algo básico: una crema y un limpiador. Desde entonces no he dejado de utilizar productos cosméticos ni un solo día.

Cuando me mudé a España, me instalé en Madrid durante un tiempo, pero no dejé de viajar a Asia: Hong Kong, Seúl, Taiwán, etcétera. Aprovechaba esos viajes para cargar mi maleta de cosméticos y tratamientos novedosos. En Europa no encontraba todo lo que quería y las últimas tendencias siempre llevaban grabado *made in South Korea*.

LA IDEA DE CREAR MIIN NACIÓ COMO UNA NECESIDAD PERSONAL, YA QUE NO ERA CAPAZ DE ENCONTRAR MIS MARCAS FAVORITAS EN EUROPA, y viajar miles de kilómetros para poder reponer mis cosméticos no era la solución idónea. Recuerdo que en uno de mis viajes tuve que hacer cola para entrar en las tiendas de cosmética coreana de las marcas más famosas. ¿Hacer cola para entrar en una tienda? ¡Qué locura! Parecía que todas las mujeres asiáticas soñaban con esos productos y yo solo podía preguntarme una cosa: si eran tan buenos, ¿por qué en Europa todavía no los conocían?

Me puse manos a la obra con el objetivo de traer mis marcas favoritas a Europa. Así, yo podría acceder a mis productos fetiche con más facilidad y, además, permitiría que las europeas descubrieran sus excelentes propiedades. Tuve que esforzarme más durante esta aventura que en todos mis años de universidad, pero disfruté cada minuto... y lo sigo haciendo.

EN 2014 ABRIMOS NUESTRA PRIMERA TIENDA EN PLENO EIXAMPLE DE BARCELONA. El comienzo no fue fácil; la cosmética desempeña un papel más importante del que creemos en el día a día de las personas; por eso necesitan confiar en las marcas que utilizan. Es un producto que van a utilizar a diario y que está en contacto directo con la piel.

¿Cómo podía ser que la mejor cosmética del mundo viniera de un país tan lejano? Los primeros meses, el equipo MiiN, que todavía era muy pequeño, se centró en dar a conocer las virtudes y las cualidades de la cosmética coreana y, al poco tiempo, la gente ya empezaba a buscar información sobre los productos por su cuenta y se acercaba a la tienda para resolver sus dudas.

Nunca me hubiera imaginado la respuesta que tuvimos. La tienda en Barcelona fue el punto de partida de algo mucho más grande: llegar a toda Europa. Con este objetivo abrimos nuestra tienda online en cinco idiomas. En verano de 2015 llegó nuestra tienda en Madrid. El salto físico a Europa lo dimos en 2016, con nuestra tienda en Múnich... ¡todo un reto! Y le siguieron París y Milán, dos ciudades increíbles en las que esperamos que la cosmética coreana deje su huella.

¿POR QUÉ NOS LLAMAMOS MIIN COSMETICS?
MIIN UNE EN REALIDAD DOS PALABRAS, *MI* E *IN*, QUE SIGNIFICAN «MUJER BELLA» EN COREANO. EL LOGO DE LA EMPRESA ESTÁ INSPIRADO EN LA TIPOGRAFÍA DE LAS LETRAS COREANAS. ES UNA MEZCLA ENTRE LO TRADICIONAL DE LAS LETRAS Y LO MODERNO QUE LE DA EL TOQUE *KAWAII* DE LA CARITA.

Nuestras tiendas son pequeñas y acogedoras, esa es nuestra insignia. En ellas cuidamos hasta el más mínimo detalle y, por supuesto, ponemos especial atención en la selección de productos. Internacionalizarnos nos permite observar las diferencias culturales en la elección de productos que hace la clientela y eso nos encanta. Aprendemos algo nuevo cada día.

Nuestra historia aún es corta, pero se prevé muy larga. Así que si quieres adentrarte en el fascinante mundo de la cosmética coreana, solo tienes que hacer una cosa: seguir leyendo.

PARA MIIN, LA BELLEZA ES CUIDARSE Y QUERER SENTIRSE BIEN. LO QUE MÁS NOS GUSTA DE LA RUTINA DE BELLEZA COREANA ES QUE SON UNOS MINUTOS AL DÍA QUE TE DEDICAS EN EXCLUSIVA A TI, PARA SENTIRTE Y ESTAR MEJOR. La belleza es todo un ritual; no es simplemente estar más guapa, sino también quererse más.

¿POR QUÉ UN LIBRO SOBRE COSMÉTICA COREANA?

Siempre hemos creído que la cosmética coreana no iba a ser una moda pasajera. Pero para dar a conocer sus beneficios y virtudes entre el público en general hacía falta un fuerte ejercicio de información. No podíamos vender algo en lo que la gente no creyera o confiara. Por eso, para el equipo MiiN, lo importante es enseñar y mostrar lo fuerte e innovadora que es Corea del Sur en el ámbito de la cosmética.

A lo largo de estos cuatro años de existencia hemos resuelto y contestado literalmente miles de preguntas. No es de extrañar que juntando todos los temas que más curiosidad suscitan entre nuestras consumidoras podamos escribir un libro resolviendo todas esas dudas: de dónde viene la cosmética coreana, por qué es tan famosa, qué ingredientes debo usar, cuáles son los diez pasos de la rutina coreana...

TE DOY LA BIENVENIDA A *EL ARTE COREANO DEL CUIDADO DE LA PIEL.*

LILIN YANG
Fundadora de MiiN Cosmetics

01

HISTORIA DE LA COSMÉTICA COREANA

한국 스킨케어의 역사

LO QUE SABEMOS AHORA SOBRE COSMÉTICA COREANA ES SOLO LA PUNTA DEL ICEBERG. Su historia de éxito se remonta tantos siglos atrás que podría contarse como un cuento.

Hace muchos muchos años —tantos que ni podemos dar una fecha exacta—, la cosmética formaba parte del día a día de las costumbres de las diferentes tribus y culturas del mundo. Mientras que para unos se trataba de una forma de embellecerse, para otros era todo un ritual en el que el maquillaje simbolizaba protección frente a las diferentes amenazas del entorno.

PARA LA SOCIEDAD TRADICIONAL COREANA, EL MAQUILLAJE Y LA COSMÉTICA HAN TENIDO SIEMPRE UN SIGNIFICADO MÁS PROFUNDO: los coreanos creían que la apariencia física reflejaba el interior de cada persona. Es por ese motivo que tanto hombres como mujeres se han preocupado por presentar un buen aspecto durante siglos y han llegado a crear una cultura única en el mundo.

¡Apúntate esta anécdota para defenderte cuando alguien te tache de superficial por ser fan de la cosmética!

Ahora que hemos visto el porqué de la importancia de la cosmética en la cultura coreana, vamos a adentrarnos en la fascinante historia que se esconde detrás de ella.

La historia del maquillaje y la cosmética en Corea empieza durante la era de los Tres Reinos, que abarca más de 700 años (57 a. de C.- 668 d. de C..). (Sí, ahora toca hablar un poco de historia, pero de la de verdad... Lo bueno es que luego no hay examen.) En esa época ya existían productos cosméticos y, por supuesto, envases que por aquel entonces estaban hechos en su mayoría de barro... ¿Qué sería de la cosmética coreana sin sus magníficos recipientes? El punto álgido de la cosmética se alcanzó durante la dinastía Goryeo (918-1392), cuando la gente empezó a interesarse por el cuidado personal y el aspecto físico. Además, Corea se abrió al comercio exterior, lo cual permitió que se introdujeran nuevos ingredientes y técnicas.

Después de la caída de Goryeo, se fundó la dinastía Joseon, un período durante el que se restringió el uso del maquillaje estridente, siguiendo los valores del confucianismo, para el cual, la clave está en buscar el equilibrio y no abusar. La abundancia y los extremos no son buenos y por eso se buscaba un uso del maquillaje mucho más natural. Pese a ello, durante esta época se crearon y desarrollaron diferentes tipos de envases para cosméticos y accesorios: cajitas de porcelana blanca y azul, espejos, peines, pasadores para el pelo, etcétera.

CURIOSIDAD MIIN
Corea le debe su nombre actual a la dinastía Goryeo o Koryo.

Hagamos un pequeño paréntesis para volver a la actualidad. ¿En quién te fijas a la hora de inspirarte para maquillarte? Seguramente tengas una modelo, o *youtuber* de referencia, ¿verdad? ¿Crees que ocurría lo mismo durante la dinastía Joseon? Pues sí. Las mujeres de la élite tenían por costumbre adaptar las tendencias que lucían las *gisaeng*, las mujeres artistas que se dedicaban a entretener a los reyes.

No obstante, no fue hasta el siglo XIX cuando la cosmética y el maquillaje se pusieron realmente de moda y se empezaron a consumir y a distribuir en masa. Nacieron nuevos estilos y productos, muchos de ellos inspirados en la cultura occidental.

¿ADIVINAS CUÁL FUE EL PRIMER COSMÉTICO PRODUCIDO EN MASA EN COREA? No, no fue ni la BB cream ni las mascarillas, sino el *Bakgabun* (o polvo de Park), creado en 1915: una especie de polvos translúcidos que fueron el *best seller* durante años. Ni se te ocurra buscarlos porque no los encontrarás, ya que se retiraron del mercado por su alto contenido en plomo, aunque no tardaron en salir alternativas con fórmulas mejoradas... ¡No esperábamos menos de los coreanos!

Durante la década de los años veinte, no hubo mucha innovación en la cosmética coreana, ya que los productos japoneses dominaban el mercado. De hecho, es complicado hablar de esta época que se alarga hasta los años cincuenta por la ocupación japonesa y por la guerra. La parte positiva es que en los años treinta nació la semilla de AmorePacific, una de las grandes empresas más importantes dentro del mercado de la cosmética y una de las más conocidas en todo el mundo.

PERO ¿CÓMO LOGRÓ LA COSMÉTICA COREANA DESPEGAR DE LA PEQUEÑA PENÍNSULA ASIÁTICA Y CONVERTIRSE EN UN FENÓMENO INTERNACIONAL? El furor por el *K-beauty* ha aterrizado en Occidente en la última década, y todo empezó con la BB cream. ¿Recuerdas cuando no tenías esta crema milagrosa en tu neceser?

Curiosamente, la BB cream es un invento alemán que se hizo extremadamente popular en Corea después de que varias marcas de cosmética perfeccionaran la fórmula para comercializarla en el país. Empezó a venderse en Estados Unidos en 2011 y llegó a España unos meses después. Así, cabe decir que este producto fue el temblor que precedió a la avalancha de la cosmética coreana en el mundo occidental: el «lujo asequible» de las mascarillas faciales de un solo uso, los recipientes con divertidos diseños asiáticos e ingredientes innovadores como el extracto de baba de caracol o el veneno de abeja... ¿Cómo no íbamos a engancharnos?

En los años posteriores a la revolución de la BB cream empezaron a florecer tiendas online con su propia selección de productos *K-beauty*. Abrimos las puertas de nuestra primera tienda de MiiN en 2014, atraídos por los recipientes de crema de manos en forma de manzana, los espráis faciales en forma de conejito y las mascarillas con sus coloridos sobres... pero lo que nos convenció fueron los resultados de estos productos. Pues detrás del adorable *packaging* hay infinidad de ingredientes naturales tan eficaces como originales: polvo de carbón de bambú, nido de ave, algas... ¡casi cualquier ingrediente que puedas imaginarte! Está claro que la cosmética coreana ha llegado para quedarse. Cualquiera que pruebe la rutina de cuidado facial coreana (con diez pasos, ni más ni menos) se enamorará al instante. ¡Aprender a respetar, mimar y cuidar la piel es la esencia del ***K-BEAUTY***!

CÓMO NACE EL FENÓMENO *K-BEAUTY*

LA COSMÉTICA COREANA ES MUCHO MÁS QUE UN FENÓMENO COMERCIAL; ES UN ESTILO DE VIDA. Su rutina facial no son solo diez pasos que deben seguirse, sino que es todo un ritual, un arte. De hecho, además de por ofrecer productos buenos y bonitos, la cosmética coreana ha llegado hasta la cima porque tras ella se esconde toda una filosofía que puede aplicarse a muchos aspectos de la vida.

Para los coreanos, la belleza es algo muy importante y debe trabajarse también desde el interior, por lo que evitar que salgan imperfecciones en la piel es más importante que tapar las imperfecciones con maquillaje. De ahí que el tratamiento facial sea la parte fundamental y con más peso de toda la rutina.

Tras la rutina de belleza coreana se esconde toda una filosofía que puede aplicarse a muchos aspectos de la vida.

LA CULTURA, LAS TRADICIONES Y EL ESTILO DE VIDA COREANOS REFLEJAN LA IMPORTANCIA QUE OTORGAN A LA BELLEZA. Todo está cuidado hasta el más mínimo detalle, desde los espacios públicos hasta la manera de relacionarse con otras personas, por lo que el aspecto de la piel no podía ser menos.

Pero más allá de las costumbres culturales y del gusto por la belleza, hay otros factores que han hecho del *K-beauty* un fenómeno internacional. No podemos hablar de su éxito sin pasar por la popularidad del *K-pop* (música) y los *K-drama* (telenovelas). A medida que los cantantes y los actores coreanos se iban haciendo más conocidos en el mundo occidental —gracias a las redes sociales—, fue creciendo el interés del público general por los productos que utilizaban y las marcas que vestían las *celebrities* coreanas.

Gracias a internet y a los medios de comunicación nos llega el contenido y las modas de otros países más rápidamente, y a través de las redes sociales se crean tendencias y todo aquello susceptible de tener éxito se divulga a la velocidad de la luz. En Corea del Sur, la influencia de los grupos de *K-pop* y de los actores y las actrices de las series juveniles es tal que suelen protagonizar las campañas publicitarias de las principales marcas de cosmética. Es fácil encontrar sus caras en los envases de los productos, en los anuncios de televisión o en cualquier producto de *merchandising*. Son un referente, y su piel inmaculada la desean tanto los adolescentes como los adultos.

Otro factor determinante de su popularidad son los avances tecnológicos de la industria cosmética coreana, que ha conseguido desarrollar productos totalmente innovadores que no existían en otros mercados, como las mascarillas líquidas *patting splash,* los parches de hidrogel para ojos y labios, el maquillaje fluido en esponja (*cushion*), las mascarillas de tejido, etcétera. Todos ellos los hemos incorporado en nuestro día a día, pero no hay que olvidar que nacieron en Corea ya hace años. La innovación en el campo de la cosmética coreana llama la atención de todo el mundo, sobre todo de otras marcas occidentales que intentan adaptar estos formatos al mercado europeo y estadounidense. Además, la calidad de los productos es muy alta y el precio, muy competitivo, lo cual ha contribuido a su repentina popularidad.

UNO DE LOS PRINCIPALES OBJETIVOS DE LAS MARCAS ES CAPTAR AL PÚBLICO MÁS JOVEN. Por lo general, las coreanas empiezan a cuidarse desde una corta edad, puesto que es algo que suelen aprender de sus madres. Además, es fácil acceder a productos cosméticos desde una edad muy temprana, ya que hay marcas orientadas a un público joven (o muy joven), como Etude House, cuyo público objetivo son las jóvenes de aproximadamente quince años. El uso de estos productos en los *K-dramas* y la influencia de las *celebrities* también adelantan la edad a la que empiezan a usarse los tratamientos cosméticos. De hecho, muchas marcas han tenido que bajar la edad de su consumidora objetivo de los cuarenta a los veinte años.

La innovación en el campo de la cosmética coreana llama la atención de todo el mundo.

02

LA IMPORTANCIA DE CUIDARSE LA PIEL

스킨케어의중요성

CUIDARSE LA PIEL NO ES SOLO UNA CUESTIÓN DE IMAGEN. La piel es la barrera protectora que actúa como escudo ante cualquier ataque o amenaza exterior. Por eso, nuestro objetivo final al aplicarnos un tratamiento debe ser cuidarla para mantenerla sana, y no simplemente embellecerla. Al fin y al cabo, una piel sana lucirá radiante.

LA PIEL NOS MANDA SEÑALES Y ES IMPORTANTE OBSERVARLA PARA SABER LO QUE REALMENTE NECESITA. A veces tan solo nos hace falta ponernos delante de un espejo y mirar detenidamente. Lo primero que veremos es si tenemos alguna alteración que necesite un tratamiento específico, como podría ser la rosácea, el acné, la piel sensible, una reacción alérgica, etcétera. En ese caso, lo primero que hay que hacer es tratar esa patología acudiendo a un médico especialista. Una vez que se haya solucionado ese trastorno de la piel, podemos utilizar otros productos cosméticos para obtener distintos beneficios.

Si no es tu caso, volvamos al espejo: ¿Qué ves y qué te gustaría mejorar? ¿Tienes la piel apagada y quieres más luminosidad? ¿Te preocupan las primeras arruguitas? ¿Notas flacidez? ¿Te gustaría que la piel tuviera un aspecto más jugoso? La cosmética no debe aplicarse nunca porque sí, sino que, como ves, conocer tu piel es el primer paso para buscar una rutina acorde a tus necesidades. Y no vale mirarte ahora, definir lo que quieres y no volver a observarte hasta dentro de un año. No es lo mismo observarte en invierno que en verano, ni durante una temporada de estrés que después de las vacaciones. Tampoco sirve usar los mismos productos que otra persona, puesto que cada piel es diferente. Mírate a diario mientras disfrutas de tu rutina de belleza y dale a tu piel lo que necesite en cada momento: te lo agradecerá.

«¿CÓMO SÉ QUÉ TIPO DE PIEL TENGO?» ¡La de veces que nos lo habrán preguntado! Es verdad que en algunos casos es difícil saberlo, sobre todo si se tienen en cuenta las diferentes problemáticas que puede presentar cada tipo de piel. Vamos a empezar con los conceptos básicos, pero al final de este capítulo serás toda una experta en la materia.

Conocer tu piel es el primer paso para buscar una rutina acorde a tus necesidades.

TIPOS DE PIEL

Los tipos de piel pueden clasificarse en tres categorías: grasa, seca y mixta. Podríamos añadir la piel normal a esta lista, pero lo cierto es que PRÁCTICAMENTE NADIE TIENE LA PIEL «NORMAL». El 90 por ciento de quienes creen tener la piel normal, la tienen en realidad mixta. Veamos las características de cada tipo de piel.

LA PIEL GRASA ES CONSECUENCIA DE LA HIPERPRODUCCIÓN DE SEBO (la «grasa» que generan las glándulas sebáceas). Las personas con este tipo de piel suelen estar desesperadas por eliminar los brillos de su rostro, especialmente visibles en la denominada «zona T» (frente, nariz y barbilla). Conseguir que el maquillaje se quede en su sitio cuando tienes la piel grasa es todo un reto, ya que se desliza como si tu cara fuera un tobogán. Pero no todo son inconvenientes, pues la piel grasa tarda más en presentar signos de envejecimiento... ¡Los brillos son más fáciles de reducir que las arrugas!

EN EL LADO OPUESTO DEL ESPECTRO SE ENCUENTRA LA PIEL SECA, QUE SUFRE DE FALTA DE GRASA. Los niveles de grasa están regulados por las glándulas sebáceas y, desafortunadamente, tenemos que asumir que no podemos modificar los que la genética nos ha dado. *C'est la vie!* La piel seca suele estar tirante y deshidratada, sobre todo después de la limpieza, lo cual puede ser bastante incómodo. En invierno es todavía peor, ya que la piel seca tiende a descamarse. El lado positivo es que las personas con este tipo de piel no tienen que preocuparse por los brillos. Además, tienen los poros muy cerrados, lo cual resulta muy favorecedor desde el punto de vista estético.

POR ÚLTIMO, LA PIEL MIXTA COMBINA LOS DOS TIPOS DE PIEL QUE ACABAMOS DE MENCIONAR. La zona T recuerda a la de las pieles grasas, mientras que las mejillas tienden a presentar más sequedad. La clave está en encontrar los productos (o la combinación de productos) adecuados para este tipo de piel, lo cual puede ser todo un reto. Pero no te desanimes, ya que se trata del tipo de piel más común. Ya sabes, «mal de muchos...».

¿Va quedando más claro? Es posible que sigas un poco confundida... ¡es lógico! Si sientes que tu tipo de piel no termina de coincidir con los que hemos descrito, probablemente tengas algún tipo de problemática (también llamada «afección cutánea» o «estado cutáneo»).

ESTAS SON LAS PROBLEMÁTICAS MÁS COMUNES:

01

PIEL CON TENDENCIA ACNEICA

En contra de lo que se suele decir, ¡no afecta solo a las pieles grasas! Las personas con la piel seca también pueden tener acné. Los tratamientos específicos coreanos son perfectos para mejorar esta condición, ya que también son preventivos. El *K-beauty* recurre a ingredientes naturales muy eficaces (como veremos en el Capítulo 5) que ayudan a prevenir las imperfecciones, a reducir los brotes y a curar las cicatrices causadas por el acné. Es muy importante no saltarse la hidratación durante la rutina facial. Aunque pueda resultar tentador dejar que se seque un poco la piel para que se sequen también los granitos, ten en cuenta que cuando la piel está seca, ¡las glándulas sebáceas generan todavía más grasa!

02

PIEL SENSIBLE

Se trata de una problemática muy habitual, y es que cualquier tipo de piel puede ser, además, sensible. Esta condición hace que la piel se vea especialmente afectada por determinados cambios en el uso de productos cosméticos que se utilicen, por la temperatura o por factores externos como la contaminación. Las pieles sensibles solo necesitan un poco de atención, y hay que saber interpretar las señales que nos dan sobre qué les va bien y qué no. Si quieres probar nuevos productos, debes hacerlo de uno en uno, con paciencia, para así evitar efectos adversos inesperados.

03

PIEL HIPERPIGMENTADA

Este problema aparece cuando se produce melanina en exceso, lo cual da lugar a manchas oscuras. La mejor prevención es un buen protector solar, así como los productos coreanos creados específicamente para tratar esta afección.

04

PIEL MADURA

¡Todos envejecemos, así es la vida! Al entrar en la veintena, la producción de colágeno se desacelera, por lo que la piel pierde hidratación y elasticidad, aunque este proceso no se aprecia hasta más adelante. Si tienes la piel madura, debes continuar con los tratamientos específicos para tu tipo de piel y añadir algunos productos antienvejecimiento a tu rutina de cuidado facial para estimular la producción de colágeno (y ya puestos, puedes incluir algunos productos con efecto *lifting*). ¡No olvides que la mejor prevención contra las arrugas es protegerse del sol antes de que salgan!

CÓMO SABER QUÉ TIPO DE PIEL TIENES

Esperamos que empieces a tener un poco más claras las diferencias entre los distintos tipos de piel, pero aquí tienes un truco para sacarte de dudas si aún no sabes cuál es tu tipo de piel:

01
Lávate la cara como lo harías normalmente (¡si puedes hacerte la doble limpieza, de la que hablaremos más adelante, mejor que mejor!).

02
Una vez que hayas terminado, no te apliques ningún producto.

03
Espera aproximadamente una hora y mírate al espejo. ¿Qué ves? Si tu tez tiene brillos y un aspecto graso, lo más probable es que tengas la piel grasa. Si tienes un poco de grasa, pero solo en la zona T, tu piel es mixta. Por último, si notas tirantez y no hay rastro de grasa, tienes la piel seca. *Voilà!*

03

PRODUCTOS DE BELLEZA COREANOS

한국의 미용 제품

Antes de sumergirnos en el fabuloso mundo de los cosméticos coreanos y lo que hace cada uno de ellos por tu piel, vamos a repasar los tipos de productos que se pueden encontrar en el mercado.

Habrás oído hablar de muchos de estos productos, y seguro que más de uno forma parte de tu tocador desde hace tiempo, pero cuando se combinan tantos cosméticos diferentes, es importante saber qué son exactamente y cuál es su importancia dentro de la rutina. Cuando seas una experta, tú misma sabrás cómo combinarlos para sacarle a tu piel todo el partido posible.

ACEITE LIMPIADOR
오일 클렌징

EL PRIMER PASO DE LA RUTINA DE CUIDADO FACIAL COREANA ES FUNDAMENTAL, PERO, DESAFORTUNADAMENTE, HAY MUCHA GENTE QUE SE LO SALTA.

También es el primer paso de la famosa doble limpieza y es a la rutina facial lo que los calcetines a los zapatos o el champú al acondicionador. Este paso prepara la piel para el ritual de belleza coreano que tanto nos gusta. Así que relájate y deja que te expliquemos por qué este producto va a cambiarte la vida.

QUÉ ES

Su nombre lo dice todo: el aceite limpiador es un limpiador formulado con ingredientes de base oleosa. Eso no quiere decir que sea como lavarse la cara con aceite de oliva; en realidad se emplean aceites formulados especialmente para la piel del rostro, que emulsionan mejor, osea que son más fáciles de retirar que los que se utilizan para cocinar.

Entre los aceites más comunes en la composición de estos limpiadores se encuentran el aceite de semilla de jojoba, el aceite de alazor, de onagra, de argán, de nuez de macadamia, de coco, de semilla de girasol... ¡la lista es infinita! Los aceites limpiadores nutren la piel y su textura es muy agradable, ya que sus excelentes aceites vegetales hacen que se deslicen sobre la piel como la seda.

El aceite limpiador tiene un «efecto imán», ya que atrae el sebo y los restos de maquillaje y de crema solar acumulados en los poros, cosa que no hace ningún limpiador de base acuosa, por muy bueno que sea. Así, si tienes la piel demasiado grasa, conseguirás deshacerte de todo ese exceso de sebo y suciedad. ¿El resultado? Una piel limpia, suave y sedosa. Las personas con tendencia acneica se han enamorado de este paso precisamente porque les permite mantener los brotes a raya.

CÓMO SE USA

Ya sabemos qué estás pensando: «¿Cómo voy a ponerme aceite en la cara, si lo que quiero es precisamente librarme de la grasa?». Choca un poco, sí, pero los limpiadores en aceite son muy eficaces y son fundamentales para las pieles mixtas y grasas.

Los aceites limpiadores están disponibles en formatos muy variados, así que puedes elegir el que mejor se adapte a tus necesidades. Uno de los más habituales son los pequeños botes con dosificador manual, ya que las fórmulas son muy concentradas y basta con utilizar un par de gotas. También hay bálsamos limpiadores que vienen en pequeños tarros, con una práctica espátula aplicadora. Estos bálsamos tienen un aspecto más consistente, pero se derriten al entrar en contacto con la piel, así que son muy fáciles de utilizar (¡y un lujo!). Por último, si siempre vas con prisas, puedes usar una barra limpiadora; un formato muy práctico para llevar en la bolsa del gimnasio o de viaje. Solo tienes que girar la barra para que asome aproximadamente un centímetro de producto y aplicarlo sobre las manos o directamente sobre el rostro.

Estos son los pasos para aplicar un limpiador en aceite:

01 Aplica unas gotas de aceite sobre la piel seca o un poco de bálsamo (del tamaño de un guisante) sobre la piel húmeda y masajea con movimientos circulares para que el efecto imán del que te hablábamos surta efecto en todo el rostro. Disfruta de este momento de automasaje.
02 Aclara con agua templada. Hay que dedicar un rato al aclarado, ya que algunos aceites limpiadores se aferran más a la piel (también depende de la cantidad de sebo y suciedad que haya que retirar).
03 Seca con una toalla limpia y... ¡lista para el siguiente paso!

LOS MITOS MÁS COMUNES

Los aceites limpiadores son geniales para cualquier tipo de piel, ya que hidratan las pieles maduras o secas, su fórmula suele ser respetuosa con las pieles sensibles y van muy bien para reducir el sebo de las pieles grasas. Además, es la única manera de asegurarte de que has retirado del todo tu maquillaje antes de pasar al siguiente paso de la doble limpieza.

Saber cuándo utilizar el aceite limpiador también genera bastante confusión, ya que mucha gente piensa que tan solo hay que utilizarlo por la noche, para retirar el maquillaje y la crema solar. Sí, resulta fundamental limpiar bien el rostro al final del día, pero hacerlo también por la mañana ayuda a tener la piel radiante. Mientras duermes, tu piel sigue generando sebo y, además, el rostro está en contacto con la almohada, que siempre acumula diferentes partículas (como grasa, por ejemplo). Así, limpiar la piel a fondo por la mañana con este primer paso de la rutina facial es la manera ideal de empezar bien el día. ¿Te hemos convencido?

LO QUE NOS GUSTA DE LOS ACEITES LIMPIADORES

- USARLOS ES UNA GOZADA.
- SON APTOS PARA TODO TIPO DE PIEL, ¡ESPECIALMENTE LA PIEL GRASA!
- DEJAN LA PIEL SUAVE Y PREPARADA PARA LOS SIGUIENTES PASOS DE LA RUTINA.
- NO SE TARDA EN PERCIBIR LOS RESULTADOS.

NUESTROS ACEITES LIMPIADORES FAVORITOS

- *GENTLE BLACK DEEP CLEANSING OIL,* DE KLAIRS.
- *ORANGE CLEANSING SHERBET,* DE AROMATICA.
- *ULTRA WATERY EOSEONGCHO CLEANSER,* DE A. BY BOM.

EN POCAS PALABRAS

UTILIZAR UN ACEITE LIMPIADOR ES EL PRIMER PASO DE LA RUTINA COREANA DE CUIDADO FACIAL Y ELIMINA LAS IMPUREZAS GRASIENTAS COMO EL SEBO O EL MAQUILLAJE, DEJANDO LA PIEL LUMINOSA COMO UN LIENZO EN BLANCO

TRUCO MIIN

Nos encanta cuando los recipientes están decorados con pandas, pero las manchas negras en los ojos no nos quedan tan bien como a este simpático animal. Para retirar del todo el maquillaje de los ojos, moja un disco de algodón con aceite limpiador y deslízalo por la línea de las pestañas para disolver al 100% hasta el rímel y el delineador de ojos más resistentes.

LIMPIADOR DE BASE ACUOSA
클렌징폼

AHORA QUE TIENES LA PIEL MÁS PURA Y LUMINOSA, TOCA REMATAR LA FAENA CON UN LIMPIADOR DE BASE ACUOSA.

Como si de un buen capuchino italiano o de un esponjoso merengue se tratase, la espuma cremosa de un limpiador de base acuosa es el segundo paso de la doble limpieza y dejará tu piel perfecta y libre de impurezas.

Igual que el limpiador en aceite, retira la grasa, el maquillaje o la crema solar. En este segundo paso, el objetivo es eliminar toda impureza de base acuosa, como el sudor o los diferentes tipos de partículas contaminantes. Probablemente lleves haciendo este paso casi toda la vida, pero ¡te sorprenderá cómo el hecho de combinarlo con el paso previo (el aceite limpiador) multiplica su eficacia! Tu rostro quedará impoluto y listo para los siguientes pasos de la rutina de cuidado facial.

QUÉ ES

Es un limpiador compuesto principalmente —sí, lo has adivinado— de agua. Hay limpiadores de base acuosa para cada tipo de piel, además de un cóctel de ingredientes específico para cada problemática (tendencia acneica, poros dilatados, sequedad, hiperpigmentación, etcétera). En el Capítulo 6, te enseñamos qué ingredientes son los más adecuados para cada caso. Estos limpiadores vienen en un montón de formatos diferentes, porque, como sabes, ¡la variedad es la sal de la vida!

Las espumas limpiadoras tienen una consistencia muy líquida, pero que, al presionar el dosificador manual, se convertirán en tu mano como por arte de magia, en una nuez de espuma. Nos encanta lo ligeras que son estas espumas limpiadoras y cómo las burbujas se extienden fácilmente por todo el rostro al entrar en contacto con la piel.

Por otro lado están los limpiadores en gel, que se caracterizan por su textura más espesa y gelatinosa. Al aplicarlo sobre el rostro húmedo, el resbaladizo gel se transforma en una espuma muy agradable.

Si lo tuyo son los productos básicos o con un toque *vintage*, ¿por qué no probar una pastilla de jabón? Has leído bien; un limpiador de base acuosa en forma de pastilla de jabón de toda la vida (te garantizamos que no tiene nada que ver con el jabón de tu abuela). Los jabones faciales coreanos están creados minuciosamente por expertos del sector cosmético y llevan todos los ingredientes necesarios para nutrir la piel en profundidad. Si tu presupuesto es limitado, te van a encantar estas pastillas de jabón porque duran un montón.

CÓMO SE USA

Tal vez pienses que utilizar uno de estos limpiadores no tenga mucha ciencia, pero ¿cómo sabes que lo has estado haciendo bien todos estos años?

Estos son los pasos para aplicar un limpiador de base acuosa:

01 Humedece el rostro con agua templada. La temperatura del agua es importante, ya que si está demasiado fría, será más difícil limpiar los poros en profundidad. Si, por el contrario, está demasiado caliente, podrías dañar la barrera de hidratación natural de la piel.
02 Aplica un poco de producto sobre la mano y masajea el rostro haciendo movimientos circulares ascendentes para crear espuma.
03 Aclara suavemente con agua templada.
04 Seca con una toalla limpia. Y ¡ya tienes la piel como nueva!

LOS MITOS MÁS COMUNES

«Lavarse la cara con un solo tipo de limpiador es suficiente.» Este mito, el más común, ya lo hemos desmentido, ¿no? Repetimos: es mejor empezar con un aceite limpiador y luego lavar el rostro con un limpiador de base acuosa.

Hemos hablado de la importancia de la temperatura del agua, pero, si entrásemos en tu baño, ¿dónde encontraríamos tu limpiador? Si lo tienes en la ducha, ¡lo estás haciendo mal! Puede que lavarse la cara en la ducha sea práctico, pero el agua estará demasiado caliente y saldrá con mucha presión, así que intenta utilizar el lavabo. Otro error común es que algunas personas evitan a toda costa los limpiadores de base acuosa por miedo a que les resequen la piel. Puede que los limpiadores de mala calidad provoquen estos problemas, pero eso ¡con la cosmética coreana no pasa! Sus excelentes fórmulas con ingredientes naturales hacen que estos productos nutran tanto como limpian y dejan la piel sana e hidratada tras los dos pasos de la doble limpieza. Si tienes la piel seca, puedes utilizar un limpiador hidratante... ¡recuerda que hay una gran variedad de opciones!

LO QUE NOS GUSTA DE LOS LIMPIADORES DE BASE ACUOSA

- LA ESPUMA ES COMO UN BAÑO DE BURBUJAS PARA EL ROSTRO. ¡SE VA A CONVERTIR EN EL MEJOR MOMENTO DEL DÍA!
- COMO SI DE UN TRATAMIENTO PROFESIONAL SE TRATARA, LOS LIMPIADORES DE BASE ACUOSA TERMINAN DE RETIRAR TODOS LOS RESTOS DE SUCIEDAD DE TU CARA, DEJANDO LA PIEL IMPOLUTA.
- HAY UNA GRAN VARIEDAD DE LIMPIADORES, POR LO QUE HAY UNA OPCIÓN PERFECTA PARA CADA PROBLEMÁTICA O TIPO DE PIEL.

NUESTROS FAVORITOS

- *WHITE IN MILK WHIPPING FOAM*, DE G9SKIN.
- *RICH MOIST FOAMING CLEANSER*, DE KLAIRS.
- *HONEST CLEANSING FOAM*, DE BENTON.

EN POCAS PALABRAS

LOS LIMPIADORES DE BASE ACUOSA ELIMINAN LOS RESTOS DE SUCIEDAD, MAQUILLAJE, SUDOR Y PARTÍCULAS CONTAMINANTES. ¡TU PIEL QUEDARÁ RESPLANDECIENTE!

TRUCO MIIN

Para una limpieza todavía más profunda, dejar actuar la espuma durante un minuto sobre la tez antes de aclararla. Así, las burbujas tendrán tiempo para actuar dentro de los poros.

EXFOLIANTE
스크럽

LA EXFOLIACIÓN ES FUNDAMENTAL EN LA RUTINA COREANA DE CUIDADO FACIAL

Vamos a contarte un secreto: si los diez pasos de la rutina de belleza coreana te intimidan un poco, no te asustes, ¡ya que no tienes que hacer los diez pasos dos veces al día! La exfoliación, por ejemplo, es uno de esos pasos que no se hacen a diario.

La exfoliación es fundamental en la rutina coreana de cuidado facial, pero la frecuencia con la que debes hacerla dependerá de tu tipo de piel y del exfoliante que utilices. Exfoliarse la cara es como pulir un diamante; deja el rostro brillante y con una textura perfecta y hay un montón de maneras diferentes de hacerlo.

QUÉ ES

Al hablar de exfoliación, nos referimos a utilizar un producto para retirar las células de piel muerta del rostro y unificar su textura. Vamos con la explicación científica: las células cutáneas se producen en las capas interiores de la epidermis y van saliendo hacia la superficie de la piel, la capa córnea. Con el tiempo, dichas células mueren y se caen, pero la exfoliación acelera este proceso de eliminación, evitando así que el rostro luzca un tono apagado. Hay dos tipos diferentes de exfoliación: la exfoliación mecánica y la exfoliación química.

La **EXFOLIACIÓN MECÁNICA** es la más habitual y consiste en utilizar un producto con pequeñas partículas que levantan las células muertas con la fricción. El resultado es una piel radiante y fresca.

Por otro lado, la **EXFOLIACIÓN QUÍMICA** utiliza ingredientes químicos para descomponer los lípidos y eliminar las células muertas. Los exfoliantes químicos coreanos utilizan fundamentalmente dos tipos de ácidos: los alfahidroxiácidos (AHA) y los betahidroxiácidos (BHA). ¡No te asustes, seguro que ya los has utilizado alguna vez sin saberlo!

Algunos ejemplos de AHA son el ácido láctico, el ácido glicólico (de la caña de azúcar) y las enzimas vegetales de extractos de frutas como la manzana, la papaya y la piña. Los AHA trabajan más la superficie que los BHA y son una opción fantástica para tratar las arrugas y la piel dañada por el sol.

Si tienes la piel grasa o padeces de brotes de acné esporádicos, el BHA será tu aliado perfecto. Cualquier persona que haya tenido acné durante la adolescencia sabe cuál es el BHA más popular: el ácido salicílico. El BHA penetra en los poros para disolver el sebo y la suciedad. Deja la piel resplandeciente y los poros minimizados. ¡Los resultados sorprenden!

Sin embargo, debes tener cuidado con los exfoliantes químicos y no abusar de los ácidos ni usarlos si no está justificado. No hay que combinarlos con otros ingredientes agresivos ni con otros ácidos en proporciones muy altas, ya que pueden dañar o resecar la piel. Los AHA y los BHA pueden usarse juntos sin ningún problema, siempre y cuando no abuses de ellos. Empieza probando los productos un par de noches a la semana y observa cómo reacciona tu piel. Si los utilizas por la mañana, es imprescindible que te pongas protector solar, ya que, al retirar células muertas, los ácidos disminuyen la protección natural de la piel frente al sol.

CÓMO SE USA

Estos son los pasos para la exfoliación con exfoliantes mecánicos:

01 Después de la doble limpieza, masajea un poco de producto sobre la piel húmeda del rostro, evitando la zona del contorno de los ojos.

02 Aclara con agua templada.

Y estos son los pasos si usas exfoliantes químicos:

01 Después de la doble limpieza, utiliza un disco de algodón para aplicar el producto sobre el rostro.

02 No aclares. Espera a que el producto se seque y procede con los siguientes pasos de la rutina facial.

LOS MITOS MÁS COMUNES

No todos los exfoliantes mecánicos son iguales, y es muy importante que mires bien los ingredientes que lo componen antes de adquirir uno. Evita los exfoliantes que tengan partículas de semillas o huesos de frutas, ya que son demasiado agresivos para la delicada piel del rostro y pueden rasgar los tejidos cutáneos. Tampoco se te ocurra utilizar un exfoliante corporal para la tez, ya que la piel de esta zona es muy diferente a la del resto del cuerpo.

Si sabes usarlos, los exfoliantes no resultan agresivos para la piel. Si tienes la piel normal o seca, por norma general puedes utilizar un exfoliante mecánico una vez a la semana; si tu piel es grasa o mixta, puedes utilizarlo hasta dos veces a la semana. Sin embargo, si padeces acné, no debes utilizar un exfoliante mecánico después de un brote de granitos, ya que lo único que vas a conseguir es que se te irrite más la piel. Alternar los diferentes tipos de exfoliantes mejorará drásticamente tu aspecto.

LO QUE NOS GUSTA DE LOS EXFOLIANTES

- ¡NO HAY NADA MEJOR QUE LA EXPERIENCIA SENSORIAL DE UN EXFOLIANTE MECÁNICO!
- LOS EXFOLIANTES QUÍMICOS SON FÁCILES DE USAR Y HACEN MARAVILLAS CONTRA LOS PUNTOS NEGROS Y LAS ESPINILLAS, ADEMÁS DE REVITALIZAR LA PIEL CANSADA.

NUESTROS FAVORITOS

- *GENTLE BLACK SUGAR FACIAL POLISH*, DE KLAIRS.
- *AHA PEELING LIQUID (HONEY & PROPOLIS)*, DE COMMLEAF.
- *PATTING SPLASH MASK GREEN TEA*, DE BLITHE.

EN POCAS PALABRAS

CON LA EXFOLIACIÓN LOGRARÁS LIBERARTE DE LAS CÉLULAS MUERTAS PARA QUE LOS PRODUCTOS QUE APLIQUES EN LOS SIGUIENTES PASOS SE ABSORBAN MÁS FÁCILMENTE Y PARA TENER UNA PIEL RADIANTE Y LUMINOSA.

MASCARILLA LIMPIADORA
클렌징 팩

LAS MASCARILLAS COREANAS DE HOY EN DÍA NADA TIENEN QUE VER CON LAS QUE UTILIZÁBAMOS HACE UNOS AÑOS

¡Ha llegado la hora de los estereotipos! Cuando piensas en una rutina de cuidado facial, ¿te imaginas a una chica con una gran diadema en el pelo, un albornoz y un producto blanco o verde por toda la cara? Si visualizas esa imagen, ya sabes lo que es una mascarilla limpiadora (o *wash-off*). Las mascarillas coreanas de hoy en día nada tienen que ver con las que utilizábamos hace unos años o las que veíamos en las revistas para adolescentes. ¡Déjanos que te pongamos al día!

QUÉ ES

Compuestas, generalmente, con una base de barro o arcilla, las mascarillas limpiadoras penetran en los poros para llevarse consigo todas las impurezas y el exceso de sebo. Su objetivo es limpiar los poros en profundidad y dejarlos menos visibles. Suelen venir en tubos o tarros y son líquidas, pero de textura espesa. A medida que se van secando, se solidifican y absorben la suciedad del rostro (aquí no se salvan ni los puntos negros ni las espinillas). Cuando aclares la mascarilla con agua, toda esa porquería que no quieres tener en la cara se irá por el desagüe.

Un nuevo tipo de mascarilla *wash-off* son las mascarillas de burbujas, que crean una espuma al dejarlas actuar sobre el rostro. ¡Son muy divertidas! Las burbujas de oxígeno se adentran en los poros y son mucho más ligeras que las mascarillas de arcilla o barro. Pero optes por el formato que optes, deberías utilizar una mascarilla limpiadora siempre que necesites una limpieza a fondo (una o dos veces a la semana).

CÓMO SE USA

Hay un montón de mascarillas limpiadoras diferentes, así que es muy importante que leas bien la descripción del producto.
Estos son los pasos que debes seguir para usar la mascarilla:

01 Después de la doble limpieza, aplica la mascarilla sobre la piel seca, sin masajear.
02 Deja actuar durante el tiempo recomendado en el envase del producto. Después aclara con agua templada. ¡Hasta nunca, puntos negros!

LOS MITOS MÁS COMUNES

Si tienes la piel seca, tal vez te preocupe que una mascarilla de este tipo (sobre todo si es de arcilla) te deje la piel como el desierto del Sáhara. Al igual que con cualquier otro producto cosmético coreano, lo importante son los ingredientes. Muchas mascarillas de arcilla están formuladas con ingredientes nutritivos para que tu piel esté llena de vida después de utilizarlas. Además, no olvides que todavía estás en uno de los primeros pasos de la rutina de belleza, por lo que después podrás ponerte un poco más de esencia, espray facial o sérum si lo necesitas (luego iremos hablando de cada uno de estos productos).

Se supone que si una mascarilla consigue minimizar los poros y retirar los puntos negros, la piel tiene que estar tirante después, ¿no? ¡Pues no! La tirantez es señal de que tu piel ha perdido demasiada hidratación. Esto no pasa con las mascarillas coreanas, que están a años luz de los productos más baratos que se venden en supermercados. En serio, ¡esto no tiene nada que ver con la capa de arcilla verde que te ponías de adolescente para prevenir el acné!

LO QUE NOS GUSTA DE LAS MASCARILLAS DE LIMPIEZA

- ♥ EN CUESTIÓN DE MINUTOS REDUCEN VISUALMENTE EL TAMAÑO DE LOS POROS Y ELIMINAN PARTE DE LOS PUNTOS NEGROS Y LAS IMPUREZAS.
- ♥ UTILIZAR UNA MASCARILLA TE OBLIGA A RELAJARTE, AUNQUE SOLO SEA UN RATO.

NUESTRAS MASCARILLAS DE LIMPIEZA FAVORITAS

- ♥ *PORETOX FRUIT SODA BUBBLE MASK,* DE BERRISOM.
- ♥ *SPARKLING MASK,* DE SHANGPREE.
- ♥ *COLOR CLAY CARBONATED BUBBLE PACK,* DE G9SKIN.

EN POCAS PALABRAS

SI BUSCAS UNA MANERA RELAJANTE DE MEJORAR EL ASPECTO DE TUS POROS Y ELIMINAR LOS PUNTOS NEGROS Y LAS IMPERFECCIONES, ¡NO HAY NADA MEJOR QUE UNA MASCARILLA LIMPIADORA PARA ABSORBER LA GRASA Y LA SUCIEDAD Y ELIMINARLAS PARA SIEMPRE!

TÓNICO
토너

ESTE PASO ES MUY IMPORTANTE, ¡NO TE LO SALTES!

Ligero y refrescante como la lluvia de primavera o como un vaso de agua con hielo y limón, el tónico es un paso muy fácil que te deja la piel más jugosa. La hidratación es esencial para una piel sana y no hay nada mejor que empapar tu piel de tónico para regalar una buena dosis de agua a tu cutis. Este paso es muy importante, ¡no te lo saltes!

QUÉ ES

Si has usado tónicos de mala calidad alguna vez, tal vez pienses que solo sirven para prevenir el acné o para reducir el tamaño de los poros. Aunque es cierto que algunos tienen esa función, el objetivo principal de cualquier tónico coreano es hidratar la piel y equilibrar su pH. Si los niveles de pH de tu piel son bajos, puedes padecer irritación, rojeces y acné, mientras que un pH demasiado elevado provoca sequedad y descamación... ¡y no queremos que ocurra ni lo uno ni lo otro!

Los tónicos devuelven a la piel su estado ideal, que corresponde a un nivel de pH de aproximadamente 5. El tónico es, básicamente, como el yoga en un frasco. ¡La clave está en el equilibrio!

Otra función genial de los tónicos es que hidratan la piel lo suficiente para ayudar a que los siguientes productos se absorban aún mejor. Usemos la metáfora de la esponja: ¿qué absorbe más, una esponja que está seca y medio rota o una ligeramente húmeda? ¡La segunda, efectivamente! Utilizar un tónico permite a la piel impregnarse de esencias, sérums, aceites faciales, emulsiones y cremas. Los ingredientes activos de los tratamientos penetrarán mejor en los poros, lo cual multiplicará sus resultados.

Cuando vayas a elegir tu tónico, notarás que a menudo viene en espray, con dosificador manual o con gotero para que el producto no se malgaste, puesto que su consistencia es muy líquida.

CÓMO SE USA

Hay dos maneras de aplicar un tónico: el método «tradicional» y la alternativa coreana. ¡Sigue leyendo y elige el que más te guste!
Estos son los pasos para aplicar un tónico:

01 Después de la doble limpieza, seca el rostro y aplica el tónico de una de las maneras descritas en el siguiente paso.
02 Empapa un disco de algodón con tónico y aplica sobre el rostro, o deja caer unas gotas de tónico sobre la palma de la mano y da pequeños toques con la misma sobre el rostro hasta que se absorba.

Lo creas o no, frotar el rostro con un disco de algodón lo exfolia ligeramente, por lo que las pieles sensibles pueden irritarse un poco. Si en su lugar optas por utilizar la palma de la mano, solo tienes que humedecerla con tónico y presionar suavemente sobre las mejillas, la frente, la barbilla, la nariz y el cuello. Por último, da pequeños toques sobre la piel hasta que el tónico se haya absorbido por completo. ¿Y qué tiene esto de coreano? ¡Pues los toquecitos! Aplicar los productos dando toques suaves sobre la piel es un método mucho más delicado que retrasa la aparición de las arrugas, ya que no se está dañando el cutis. Ya sabes, ¡la clave está en dar pequeños toques!

También con toques se debe llevar a cabo el *7 Skin Method.* En Corea se utiliza la misma palabra para «piel» y «tónico»: *skin*. Así, el *7 Skin Method* consiste, simplemente, en aplicar el tónico siete veces. Cuando tu piel necesite una sesión de hidratación intensiva (ya sea porque el aire acondicionado de la oficina te la haya resecado o porque tengas un evento especial), ¡es la hora del tónico! Puedes utilizar el mismo siete veces o combinar diferentes tipos, siempre y cuando vayas del más ligero al de consistencia más pesada. Solo tienes que aplicar una capa, dar unos toques con los dedos para que se absorba y repetir, hasta que lo hayas hecho siete veces. ¡Te sorprenderán los resultados!

LOS MITOS MÁS COMUNES

Un buen tónico no tiene que escocer ni provocar tirantez... ¡al contrario! Los tónicos coreanos rehidratan la piel tras la doble limpieza para que el cutis esté jugoso y listo para empaparse de los ingredientes activos de los siguientes productos que te apliques. Además, si quieres generar menos residuos, opta por el método coreano de aplicación: pon un poco de tónico sobre la palma de las manos (limpias, claro) y aplícalo sobre el rostro dando pequeños toques.

LO QUE NOS GUSTA DE LOS TÓNICOS

- SU TEXTURA LIGERA Y LÍQUIDA ES MUY REFRESCANTE. SI TU PIEL PUDIERA SUSPIRAR, ¡LO HARÍA!
- SE ABSORBE MUY RÁPIDAMENTE Y NOS ENCANTA DAR PEQUEÑOS TOQUES COMO SI DE UN MASAJE SE TRATARA.

NUESTROS TÓNICOS FAVORITOS

- *ALOE BHA SKIN TONER*, DE BENTON.
- *SUPPLE PREPARATION FACIAL TONER*, DE KLAIRS.
- *ULTRA BOTANIC SKIN WATER*, DE A. BY BOM.

EN POCAS PALABRAS

QUE NO TE ENGAÑE LA TEXTURA LIGERA DE LOS TÓNICOS, PUES SON REALMENTE EFICACES Y FUNDAMENTALES PARA EQUILIBRAR LOS NIVELES DE PH DE LA PIEL. AL HIDRATAR LA PIEL CON UN TÓNICO TAMBIÉN LA PREPARAS PARA QUE ABSORBA BIEN LOS SIGUIENTES PRODUCTOS DE LA RUTINA. ¡TONIFÍCATE Y PON TU PIEL A PUNTO!

TRUCO MIIN

Si buscas un poco de hidratación extra y no tienes una mascarilla facial de un solo uso a mano, puedes hacerte una casera empapando dos o tres discos de algodón con tónico y dejarlos sobre el rostro unos 5-10 minutos.

MIST (ESPRAY FACIAL)
미스트

SI TODAVÍA NO TIENES CLARO QUE LA HIDRATACIÓN ES CLAVE EN LA RUTINA DE BELLEZA COREANA, CON ESTE PASO YA NO TE VA A QUEDAR NINGUNA DUDA.

Aunque hayas seguido todos los pasos a rajatabla y hayas empezado la mañana con un rostro radiante, es inevitable que la piel pierda hidratación a lo largo del día. ¡Menos mal que tenemos los espráis faciales o *mists*, un tratamiento muy sencillo que deja la piel hidratada, elástica y llena de vida!

QUÉ ES

Se trata de un espray facial para ocasiones en las que necesitas un toque de hidratación. Si quieres comparar un espray facial con algún otro producto de la rutina, lo más parecido sería el tónico, aunque algunos *mists* tienen concentraciones más elevadas de ingredientes activos, por lo que también pueden compararse con una esencia o con un sérum.

CÓMO SE USA

Sin duda, es el paso más fácil de toda la rutina, ¡pues solo tienes que vaporizar un poco de producto sobre el rostro y listo! ¿Vas al gimnasio por la mañana? Refresca la piel con un espray facial después de hacer ejercicio. ¿Te has pasado todo el día en la oficina con el aire acondicionado o la calefacción a tope? Un poco de *mist* te mantendrá la piel hidratada. ¿Has quedado para tomar algo a última hora y quieres un brillo especial? Ya sabes lo que tienes que hacer... Estos son los pasos para aplicar el espray facial:

01 Después de aplicar un tónico, vaporiza el espray facial sobre el rostro. Espera unos diez segundos y da pequeños toques para que se absorba del todo.
02 También puedes usarlo para fijar el maquillaje. ¡Basta con que lo apliques después de maquillarte!
03 Aplícalo en cualquier momento en que la piel necesite una dosis de hidratación.

LOS MITOS MÁS COMUNES

«Un espray facial no es más que agua en un frasco, no vale la pena comprarse uno.» Aunque es verdad que algunas de las primeras brumas faciales se anunciaban como aguas termales, han evolucionado mucho desde entonces. Consulta su composición y asegúrate de elegir un espray facial compuesto de ingredientes activos.

«Tengo la piel demasiado grasa para utilizar un *mist*» o «Mi piel es tan seca que necesito un producto más potente». En primer lugar, aunque tengas la piel grasa, lo más probable es que esté también deshidratada. La producción excesiva de sebo es la reacción de las pieles grasas a la falta de hidratación, por lo que un espray facial es una muy buena opción (incluso hay *mists* matificantes que te ayudarán a acabar con los brillos). Si tu piel es más bien seca, necesitas una bruma facial ultrahidratante. Cualquier *mist* con ácido hialurónico te irá de perlas.

LO QUE NOS GUSTA DE LOS ESPRÁIS FACIALES

- SE PUEDEN LLEVAR SIEMPRE ENCIMA. ¡ÚSALOS DONDE Y CUANDO QUIERAS!
- ES EL PRODUCTO PERFECTO PARA REFRESCAR LA PIEL CUANDO LE FALTE HIDRATACIÓN.
- ¡DEJA UNA SENSACIÓN FANTÁSTICA!

NUESTROS *MISTS* FAVORITOS

- *ROSE BLOOMING MIST*, DE COMMLEAF.
- *BEAUTY WATER*, DE SON & PARK (NO VIENE EN FORMATO ESPRAY, PERO NUESTRA RECOMENDACIÓN ES QUE COMPRES UNA BOTELLITA CON DIFUSOR Y LO LLEVES SIEMPRE ENCIMA).
- *PERFECT DAILY MIST,* DE URANG.

EN POCAS PALABRAS

LLEVAR UN ESPRAY FACIAL EN EL BOLSO DEMUESTRA QUE EL RITUAL DE BELLEZA COREANA ES UN ESTILO DE VIDA. ÚSALO PARA AÑADIR A TU RUTINA UN POCO DE HIDRATACIÓN DESPUÉS DE APLICAR EL TÓNICO... Y RECUERDA QUE PUEDES REPETIR EN CUALQUIER MOMENTO DEL DÍA.

ESENCIA
에센스

ESTE PRODUCTO TIENE ALGO MÁGICO Y MISTERIOSO.

Ya sea por tratarse del paso de la rutina coreana de cuidado facial con el que menos familiarizados estamos en Occidente o por las connotaciones casi espirituales de la palabra «esencia», este producto tiene algo mágico y misterioso. Descubramos por qué ha enamorado a medio mundo.

QUÉ ES

Mientras que el objetivo de los tónicos es hidratar la piel y equilibrar el pH, una esencia es un tratamiento con tal concentración de ingredientes activos que los resultados se multiplican. ¿Necesitas un plus de hidratación? ¿Quieres reducir las arrugas? ¡Estás de suerte, porque hay una esencia para cada tipo de necesidad! Las esencias no tienen propiedades limpiadoras, pero con un vistazo rápido a su composición verás lo eficaces que pueden llegar a ser.

CÓMO SE USA

Este paso es sencillo, ya que la esencia se aplica igual que un tónico. Si no te apetece dar más «toquecitos» sobre la piel, puedes optar por echar la esencia en un bote con pulverizador y aplicártela así de manera aún más fácil y cómoda.
Estos son los pasos para aplicar una esencia:

01 Tras aplicar un tónico y esperar a que se absorba, ponte la esencia siguiendo el mismo método de aplicación.
02 Vierte un poco de esencia sobre un disco de algodón o directamente en la palma de la mano y aplícala dando toques suaves sobre la piel. Una alternativa es vaporizar la esencia sobre el rostro y dar toques con los dedos hasta que se haya absorbido por completo.

La consistencia variará enormemente de una esencia a otra. Así, hay esencias desde muy líquidas hasta con textura tipo gel. No deberías fijarte demasiado en la consistencia, ya que lo importante son los ingredientes.

LOS MITOS MÁS COMUNES

Hay bastante confusión en torno a las esencias, debido a la falta de información sobre este producto en el mundo occidental. Aunque su consistencia puede ser desde líquida hasta tipo gel, queremos dejar claro que no es un limpiador. Se aplica como uno de los pasos intermedios de la rutina de belleza (después del tónico y antes del sérum). Hay que utilizarla antes de empezar a maquillarse, ya que, de lo contrario, los ingredientes activos no podrán penetrar en los poros. Nos gusta decir que una esencia es como un néctar de frutas... ¡un cóctel de vitaminas y nutrición para tu piel!

LO QUE NOS GUSTA DE LAS ESENCIAS

- SU ALTÍSIMA CONCENTRACIÓN DE INGREDIENTES ACTIVOS GARANTIZA RESULTADOS VISIBLES.
- UTILIZAR UNA ESENCIA AÑADE UNA CAPA DE HIDRATACIÓN A LA PIEL DEL ROSTRO. ¡PROTEJAMOS NUESTRA BARRERA DE HIDRATACIÓN A CAPA Y ESPADA!

NUESTRAS ESENCIAS FAVORITAS

- *VITAL TREATMENT 9 ESSENTIALS SEEDS*, DE BLITHE.
- *SNAIL BEE HIGH CONTENT ESSENCE*, DE BENTON.
- *BIRCH JUICE HYDRO ESSENCE SKIN*, DE E NATURE.

EN POCAS PALABRAS

LAS ESENCIAS SE HAN CONVERTIDO EN UN PRODUCTO IMPRESCINDIBLE EN COREA POR SER LA CLAVE PARA LOGRAR (Y MANTENER) ESE BRILLO TAN DIFÍCIL DE CONSEGUIR. ¡ES UN PASO MUY FÁCIL DE AÑADIR A LA RUTINA FACIAL Y TE DARÁ EL ESTATUS DE «PRO» DE LA COSMÉTICA!

SÉRUM
세럼

PEQUEÑAS BOTELLAS LLENAS DE LÍQUIDOS MILAGROSOS.

No sabemos qué opinas tú, pero nosotras asociamos este producto con el lujo; tal vez porque una sola gota de sérum tiene tal concentración de ingredientes que parece oro líquido. Puede que también hayas oído el término ampolla (*ampoule,* 엠플), que básicamente es un sérum aún más concentrado que viene en una botella diminuta. Ambos términos se refieren al mismo paso de la rutina; tú solo tienes que elegir el formato que más te guste.

QUÉ ES

Si quieres tratar una problemática concreta (como iluminar el rostro, reducir arrugas o eliminar las imperfecciones), el sérum es el producto idóneo. Sus pequeñas moléculas penetran fácilmente en los poros, lo cual permite aportar activos al cutis en profundidad. Los sérums son tan ligeros porque tienen una base acuosa, se absorben en cuestión de segundos y dejan una sensación muy fresca.

CÓMO SE USA

La clave está en usar la cantidad imprescindible y esparcirla con cuidado. Hay diferentes maneras de aplicar un sérum, todas ellas igual de eficaces.
Estos son los pasos para aplicar un sérum:

01 Después de la doble limpieza y de aplicar el tónico y la esencia, deja caer unas gotas de sérum en la mano, aplícalas sobre el rostro (mejillas, mentón y frente) y masajea suavemente.
02 Da toques suaves con los dedos para que la piel absorba el sérum.

Un método alternativo consiste en mezclar unas gotas de sérum con tu crema hidratante y luego aplicarla sobre el rostro. Este truco viene muy bien para probar sérums nuevos, sobre todo si tienen un ingrediente activo como la vitamina A, que puede provocar un poco de irritación a las pieles sensibles. Si tu piel reacciona bien a la mezcla, puedes ponerte el sérum directamente sobre el rostro con toda tranquilidad la siguiente vez que lo uses.

LOS MITOS MÁS COMUNES

«Los sérums son caros y no duran nada.» ¿Cuántas veces lo habremos oído? ¡Si utilizas el sérum correctamente, cada botellita debería dar mucho de sí! La fórmula de estos productos es tan concentrada que unas gotas son más que suficientes para lograr los resultados esperados. Con cuatro gotas basta, utilizar un cuentagotas para gastar solo la cantidad imprescindible. En cuanto a su precio, un sérum suele ser un poco más caro que un limpiador o un tónico, debido a la potencia de sus ingredientes y lo mucho que dura. Además, tú lo vales, ¿no?

LO QUE NOS GUSTA DE LOS SÉRUMS

- CON POCO SE PUEDE HACER MUCHO, YA QUE BASTA CON UTILIZAR UNAS GOTAS.
- LO CONCENTRADO QUE ES. ¡EL SÉRUM ES PEQUEÑO, PERO MATÓN!
- SE DESLIZA POR EL ROSTRO QUE DA GUSTO.

NUESTROS SÉRUMS FAVORITOS

- *FRESHLY JUICED VITAMIN DROP*, DE KLAIRS.
- *ROSE ABSOLUTE FIRST SERUM*, DE AROMATICA
- *VITAMIN OIL SERUM*, DE URANG.

EN POCAS PALABRAS

«PEQUEÑO Y POTENTE» ES LA MEJOR MANERA DE DESCRIBIR UN SÉRUM. DE BASE ACUOSA Y REPLETO DE INGREDIENTES ACTIVOS, EL SÉRUM ES PERFECTO PARA TRATAR PROBLEMÁTICAS CONCRETAS. ADEMÁS, TÚ TE SENTIRÁS DE MARAVILLA MIMANDO TANTO TU PIEL.

MASCARILLA FACIAL DE UN SOLO USO

팩

LA ESTRELLA DE LA RUTINA COREANA.

Si tuviéramos que elegir un producto para definir la cosmética coreana serían, sin duda, las mascarillas faciales de un solo uso, que ¡son la estrella de la rutina de cuidado facial! Ahora nos hemos acostumbrado a utilizarlas, pero hace tan solo cinco años era muy raro que alguien las mencionase, y más aún ver a alguien con una puesta. Sin embargo, las mujeres coreanas llevan más de diez años aplicándose como mínimo tres mascarillas a la semana (pudiendo llegar a una por día), y se ha convertido en un paso imprescindible en su rutina de belleza. Tanto es así que todas las marcas tienen su propia línea, por lo que podemos encontrar miles de referencias, todas ellas diferentes. Necesitaremos algunos trucos para elegir la mejor, ¿no?

QUÉ ES

Hay tanta variedad de mascarillas que resulta prácticamente imposible hacer una descripción que sirva para todas, pero hay algo que todas comparten: el formato. Podemos decir que la mascarilla facial de un solo uso es una fina capa impregnada en esencia diseñada para cubrir toda la piel del rostro. Esta capa crea una barrera que evita que el producto se evapore y así sus principios activos penetran de manera eficaz en la piel.

El tratamiento que aporta una mascarilla, a diferencia de lo que se pueda pensar, es muy concentrado, así que sus resultados se aprecian rápidamente, aunque no sea un producto tipo *flash*. ¿Sabías que una mascarilla contiene entre 20 y 35 mililitros de esencia? En muchos casos incluso su formulación puede ser parecida a la de un sérum. ¡Todo un lujo!

Sea cual sea tu tipo de piel, seguro que existe una mascarilla perfecta para ti; las hay para todas las necesidades, edades y gustos. Su función principal es hidratar la piel, pero cada vez más podemos encontrar mascarillas con otras funciones: con efecto blanqueante, iluminadoras, antienvejecimiento, antipolución, antiacné, etcétera, ¡absolutamente para todo! Por eso es importante fijarse en sus ingredientes y asesorarse bien antes de probarlas.

Podemos clasificar las mascarillas en función de su composición. Con ello no nos referimos a los ingredientes del cosmético, sino al material con el que están hechas:

ALGODÓN. Las mascarillas de algodón son las más conocidas. Suelen ser de color blanco y su textura es parecida a la de una tela. Son suaves y porosas, por lo que dejan transpirar la piel. Su adherencia a la piel no es perfecta, así que es difícil hacer otras cosas mientras se llevan puestas. Eso solo puede significar una cosa: veinte minutos de relax total.

HIDROGEL. Están hechas con polímeros biocompatibles y tienen un gran sistema de absorción. Gracias a ese tipo de material, refrescan y ayudan a descongestionar la piel. A diferencia de la mascarilla de algodón, la de hidrogel no es transpirable y se adhiere perfectamente al rostro, por lo que puedes moverte y realizar otras actividades mientras la llevas puesta (aunque nuestro plan favorito sigue siendo el de estar veinte minutos sin hacer nada más que mimarnos). Generalmente, están separadas en dos partes: una que cubre la parte superior del rostro, y otra, que cubre la inferior. Para que te sea más fácil la aplicación, te recomendamos empezar por la superior.

BIOCELULOSA. Están a medio camino entre las de hidrogel y las de algodón en cuanto a su grado de adherencia. Se diseñaron para mejorar ciertos aspectos de las mascarillas de algodón. Están hechas con celulosa microbiana, una fibra completamente natural, y tienen una gran absorción. Los tejidos con máscaras de biocelulosa proporcionan una adhesión dérmica hermética, lo que les permite transferir ingredientes cosméticos de manera muy eficiente.

CÓMO SE USA

No hay una regla exacta, pero sí que existen algunos pasos que nunca debemos olvidar a la hora de aplicar una mascarilla facial de un solo uso. Es importante poner la mascarilla sobre la piel limpia, generalmente después del uso del tónico, la esencia o el sérum. Dependerá de los pasos que incluya nuestra rutina.

Las mascarillas faciales de un solo uso suelen tener propiedades hidratantes, por lo que nunca deben aplicarse antes del tónico. Sin embargo, no debemos confundirlas con las mascarillas limpiadoras (es decir, las que necesitan aclarado), ya que estas últimas se aplican siempre antes de cualquier paso que proporcione hidratación.

Se pueden aplicar de una a siete mascarillas faciales de un solo uso a la semana, aunque lo ideal es entre tres y cuatro, siempre contro-

lando que los ingredientes que contienen sean compatibles con el resto de los productos de la rutina. Por ejemplo, si la mascarilla contiene ácidos, es mejor utilizar solo una a la semana y buscar mascarillas hidratantes con ácido hialurónico o colágeno para el resto de los días.
Estos son los pasos para aplicar una mascarilla:

01 Después de la doble limpieza y el uso del tónico, coloca la mascarilla sobre la piel.
02 Deja actuar el tiempo que indique el sobre y retírala.
03 Masajea el producto sobrante hasta su total absorción.

LOS MITOS MÁS COMUNES

«Si dejo actuar la mascarilla más tiempo, obtendré mejores resultados.» No te dejes engañar por las agujas del reloj; multiplicar el tiempo de aplicación no multiplicará los efectos. Las mascarillas deben dejarse actuar el tiempo que marca cada una, que generalmente ronda entre los diez y los treinta minutos, no más.

«Las mascarillas son reutilizables.» En realidad no lo son. Después de usarlas hay que tirarlas. Sin embargo, tenemos un truco para que no desperdicies la esencia que queda en el sobre: puedes usarla para hidratar otras partes del cuerpo como el cuello, el escote, los brazos o las piernas.

«Tengo que lavarme la cara después de su uso.» ¡Error! Si haces eso, estarás eliminando el tratamiento. Deja que el producto se absorba en la piel antes de pasar a los siguientes pasos de la rutina.

LO QUE NOS GUSTA DE LAS MASCARILLAS FACIALES DE UN SOLO USO

- SE PUEDEN PROBAR MUCHAS DIFERENTES. AL SER DE UN SOLO USO Y ECONOMICAS, PODEMOS PROBAR TODAS LAS QUE QUERAMOS.
- TE LAS PUEDES LLEVAR A CUALQUIER PARTE, ¡INCLUSO EN EL AVIÓN!
- PUEDES APLICAR LA ESENCIA QUE QUEDA EN EL SOBRE EN OTRAS PARTES DEL CUERPO COMO EL CUELLO, EL ESCOTE O LOS BRAZOS.

NUESTRAS FAVORITAS

- *3D VOLUME GUM MASK*, DE G9 SKIN.
- *JUMISO WHOA WHOA SOOTHING*, DE HELLO SKIN.
- *DON'T WORRY HEALING MASK*, DE PACKAGE.

EN POCAS PALABRAS

SON COMO UNA SEGUNDA PIEL QUE CUBRE TU ROSTRO Y QUE LA MEJORA Y LA DEJA RESPLANDECIENTE EN TAN SOLO UNOS MINUTOS. ¡UN TRATAMIENTO DE HIDRATACIÓN INTENSIVA QUE CABE EN EL BOLSILLO!

TRUCO MIIN
En verano puedes dejar tu mascarilla en la nevera para que tenga además un efecto refrescante.

ADEMÁS, HAY MASCARILLAS POCO CONVENCIONALES Y MARAVILLOSAS COMO:

- *ULTRA COOL LEAF MASK*, DE A. BY BOOM. UNA MASCARILLA EN DOS PASOS QUE INCLUYE UNOS PARCHES EN FORMA DE HOJAS PARA APLICAR DEBAJO DE LA MASCARILLA EN LUGARES COMO LAS MEJILLAS, LA FRENTE O EL CONTORNO.
- *WRAPPING ME MOISTURE SAUNA MASK*, DE P:REM. UNA MASCARILLA CON EFECTO SAUNA.

CONTORNO DE OJOS
아이 크림

EN LA ZONA DEL CONTORNO DE OJOS, LA PIEL ES HASTA CINCO VECES MÁS FINA QUE EN EL RESTO DEL CUERPO; POR ESO DEBEMOS PRESTARLE MÁS ATENCIÓN.

El contorno de ojos merece una atención especial. No es todo una estrategia de marketing, sino que el contorno de ojos va en función de cómo sea la piel de esta zona del rostro. La piel actúa como barrera protectora y, aunque no lo parezca, su espesor oscila entre 0,05 y 0,1 milímetros... ¡nada! En la zona del contorno de ojos, la piel es hasta cinco veces más fina que en el resto del cuerpo; por eso debemos prestarle más atención y cuidarla con productos específicos que puedan ser tolerados incluso por las pieles más sensibles.

Todos hemos caído en el error de pensar que la crema hidratante que utilizamos para el rostro puede servirnos también para el contorno de ojos y no es así, ya que hay ingredientes que pueden resultar agresivos e irritar esta zona tan delicada.

Pero ¡tenemos buenas noticias! Por lo general, las cremas de contorno de ojos están formuladas con principios activos concentrados muy efectivos, ya que en esta zona es donde suelen aparecer los primeros signos de la edad. Por eso, estas cremas pueden aplicarse también en el contorno de labios.

QUÉ ES

El contorno de ojos suele venir en envases pequeños; lo normal es encontrarlo en formatos de 15 mililitros, aunque algunas marcas son más generosas y ofrecen formatos de 30 mililitros. Puede parecer poco, pero es más que suficiente si tenemos en cuenta que basta con aplicar una cantidad de producto equivalente a un grano de arroz para los dos ojos.

El contorno de ojos sirve principalmente para tratar las arrugas que se crean en la zona ocular y dar más luminosidad, disimulando así las tan temidas ojeras, aunque no eliminándolas.

No debemos confundir las ojeras con las bolsas, que se forman al acumularse la grasa o al retenerse líquidos en la zona, y que se pueden atenuar con el uso de parches de hidrogel. Estos prácticos parches en forma de media luna están hechos de un material gelatinoso que se adhiere a la perfección a la piel y reduce las bolsas en cuestión de minutos. El truco está en guardarlos en la nevera para aplicarlos fríos y que así descongestionen la zona. Lo mejor es aplicarlos por la mañana para ver los resultados durante todo el día.

CÓMO SE USA

El contorno de ojos se aplica hasta el límite del hueso del pómulo y del arco de las cejas. No debemos poner producto cerca del lagrimal o directamente en el párpado, los capilares se encargarán de distribuir los principios activos por la zona.

No hay que frotar ni masajear con fuerza. Basta con dar pequeños toques con la yema del dedo, preferiblemente con el anular, para no presionar de más.
Estos son los pasos para aplicar un contorno de ojos:

01 Se aplica tanto en la rutina de día como en la de noche.
02 Es importante aplicarlo antes que la crema o loción hidratante, y no como último paso. La razón es muy sencilla: si aplicamos la crema o loción antes que el contorno de ojos, se forma una barra protectora que impide que la piel absorba bien el contorno de ojos.
03 Da pequeños toques con la yema de los dedos sin frotar el producto para evitar irritaciones.

LOS MITOS MÁS COMUNES

Sin duda, el mito más común es pensar que el contorno debe empezar a aplicarse cuando ya se tiene la piel madura. Todo dependerá de la formulación, pero hay que recordar que mantener la piel hidratada desde joven previene la aparición prematura de los signos de la edad.

LO QUE NOS GUSTA DEL CONTORNO DE OJOS

- SUELE TENER UNA CONCENTRACIÓN MUY ALTA DE PRINCIPIOS ACTIVOS.
- SU TEXTURA ES MUY AGRADABLE.
- PUEDE APLICARSE TAMBIÉN COMO CONTORNO DE LABIOS.

NUESTROS CONTORNOS DE OJOS FAVORITOS

- *BENTON FERMENTATION EYE CREAM*, DE BENTON.
- *ULTRA TIME RETURN EYE SERUM*, DE A. BY BOM.
- *ROSE ABSOLUTE EYE CREAM*, DE AROMATICA.

EN POCAS PALABRAS

LA PREVENCIÓN DE LAS ARRUGAS EMPIEZA POR EL CONTORNO DE OJOS. ES EL MEJOR PRODUCTO COSMÉTICO PARA DEMOSTRAR QUE NO POR APLICAR MÁS CANTIDAD SE OBTIENEN MEJORES RESULTADOS.

LOCIÓN
로션

LA LOCIÓN LLEGA A NUESTRO NECESER PARA OCUPAR UN LUGAR PRIVILEGIADO, SOBRE TODO SI TENEMOS LA PIEL GRASA O MIXTA.

Confesamos que antes de introducirnos en el hipnótico mundo de la cosmética coreana, la loción no entraba dentro de nuestros planes. Con la crema era más que suficiente, y, en cualquier caso, si queríamos algo más ligero, pedíamos una crema poco untuosa. Pero en la cosmética coreana es todo más sofisticado; la loción llega a nuestro neceser para ocupar un lugar privilegiado, sobre todo si tenemos la piel grasa o mixta.

QUÉ ES

La loción o emulsión tiene la misma función que la crema: nutrir la piel y mantener su nivel de hidratación óptimo. La diferencia está en la textura. Las lociones son mucho más ligeras, menos densas que la crema, y en consecuencia, se absorben más rápidamente.

En Corea, al tener la gente la piel más seca, lo habitual es aplicar la loción antes que la crema. Nuestra recomendación es que apliques la loción como último paso de hidratación en lugar de la crema si tu piel es mixta o con tendencia grasa. Al ser más ligera, no notarás esa sensación de pesadez, y al no dejar tanto residuo como una crema, sentirás la piel más fresca.

Si tienes la piel seca o la notas tirante con los cambios de estación, aplica la loción antes que la crema para darle un extra de hidratación.

CÓMO SE USA

Es uno de los pasos finales. Dependiendo de tu tipo de piel, aplicarás la loción antes que la crema o antes que la protección solar o que el maquillaje.

Aplica la loción después del uso del sérum y del contorno de ojos, justo antes de la crema hidratante o la mascarilla de noche. El truco está en ponerla primero sobre la palma de la mano y calentarla un poco juntando las manos. Aplícala masajeando suavemente sobre el rostro y el cuello y da pequeños toques para facilitar la absorción.

LOS MITOS MÁS COMUNES

«Al tener una textura más ligera, la loción es menos efectiva que una crema.» Nos suele parecer que los productos más líquidos no dan los mismos resultados que los cosméticos con texturas más densas, pero es falso. La efectividad de un producto no se mide por su textura, sino por su formulación y por los porcentajes de ingredientes que tenga. Una crema puede ser muy densa y tener menos principios activos que una loción, por ejemplo. El secreto está en saber leer la lista de ingredientes y fijarse en los que están en primer lugar para poder comparar bien la loción con la crema.

TRUCO MIIN

¿Tienes una base de maquillaje oscura? Mézclala con la loción para aclarar el tono. Conseguirás una base mucho más ligera e hidratante y en el tono correcto.

LO QUE NOS GUSTA DE LAS LOCIONES

- SUELEN VENIR EN ENVASES MÁS GRANDES QUE LAS CREMAS, POR LO QUE DURAN MÁS TIEMPO.
- AL SER DE TEXTURA MÁS LIGERA, SE ABSORBEN CON MÁS FACILIDAD.
- SON UNA ALTERNATIVA PERFECTA A LAS CREMAS EN LOS MESES DE VERANO O EN CLIMAS MUY HÚMEDOS.

NUESTRAS LOCIONES FAVORITAS

- *BIRCH JUICE HYDRO EMULSION*, DE E NATURE.
- *ROSE ABSOLUTE VITAL FLUID*, DE AROMATICA.
- *TEA TREE BALANCING EMULSION*, DE AROMATICA.

EN POCAS PALABRAS

LA LOCIÓN APORTA LOS MISMOS BENEFICIOS QUE UNA CREMA, PERO ES MUCHO MÁS LIGERA, LO QUE LA CONVIERTE EN LA ALIADA PERFECTA PARA TODAS AQUELLAS PIELES QUE REPELEN LAS TEXTURAS GRASAS.

CREMA
크림

LA JOYA DE LA CORONA.

Puede no gustarte la cosmética, pero seguro que tienes una crema. Si solo pudieras llevarte un producto a una isla desierta, probablemente de entre todas las opciones escogerías la crema.

QUÉ ES

La crema es la versión mejorada y perfeccionada de los ungüentos, que se han utilizado durante siglos para tratar problemáticas de la piel y mejorarla; los había de todo tipo y se experimentaba con diferentes ingredientes hasta conseguir los resultados esperados, igual que con las cremas. En la actualidad, la crema es uno de los cosméticos con más variedad, con más opciones, texturas, fragancias y presentaciones.

En ocasiones, la crema se convierte en un objeto de lujo, y no es para menos. Tiene algo especial, algo que hace que inconscientemente estés dispuesta a gastarte más dinero en ella que en cualquier otro cosmético.

Podríamos decir que solo con ver la crema que utiliza una persona podemos saber cómo es. Las cremas no se eligen por casualidad; sabes que cuando das con la tuya, te enamoras de ella para el resto de tu vida. Tanto es así que cuando necesitas cambiarla, te da hasta pena. Seguro que recuerdas tu primera crema, esa que era solo tuya y que nadie podía tocar, y que te ponías en pequeñas cantidades para que durase más. Sabemos incluso qué cremas usan las famosas y, en cambio, pocas veces conocemos el nombre de su limpiador.

CÓMO SE USA

La crema es el último paso de la rutina, siempre que no la cambies por una loción, y sin contar los pasos extra como la protección solar durante el día o la mascarilla de noche.

Deja que te contemos algo: la mayoría de las cremas pueden usarse tanto de día como de noche (siempre que no tengan factor de protección solar); así que puedes utilizar la misma en esos dos momentos del día.

Además, una crema que te haya ido bien toda la vida puede dejar de funcionar por muchos motivos, y el principal es tu piel. La piel, como el resto de los sistemas del cuerpo, cambia con el paso del tiempo. Por eso tienes que adaptar la crema a tus necesidades, y nunca al revés. Volvemos a lo de mirarnos al espejo para detectar cuándo nuestra hidratante favorita ha dejado de ser del todo efectiva y es hora de encontrar una mejor.

Estos son los pasos para aplicar una crema:

01 Aplícala como último paso de la rutina, antes de la protección solar y después del sérum o la loción.
02 Utiliza siempre una espátula si la crema no tiene dosificador en lugar de meter los dedos en el envase para evitar bacterias.
03 La manera perfecta de aplicarla es del interior del rostro hacia el exterior y de la barbilla a la frente.

LOS MITOS MÁS COMUNES

«Una crema para todas las edades.» Si lees esto en algún sitio, huye. Para que la crema dé resultados tiene que estar formulada con ingredientes de primera calidad y que traten algún aspecto de la piel. La piel no tiene las mismas necesidades en todas sus edades y no debemos estimularla con cosas que no necesita antes de tiempo, de la misma manera que a una piel madura no podemos aportarle el mismo grado de hidratación o nutrición que necesita una piel joven porque se quedaría corta.

LO QUE NOS GUSTA DE LAS CREMAS

- LA VARIEDAD DE TEXTURAS, FORMULACIONES Y FORMATOS QUE ENCONTRAMOS EN EL MERCADO.

NUESTRAS CREMAS FAVORITAS

- *ROSE ABSOLUTE VITAL CREAM*, DE AROMATICA.
- *MIDNIGHT BLUE CALMING CREAM*, DE KLAIRS.
- *SNAIL BEE HIGH CONTENT STEAM CREAM*, DE BENTON.

EN POCAS PALABRAS

NINGUNA RUTINA ESTÁ COMPLETA SIN LA HIDRATACIÓN IMPRESCINDIBLE DE LA CREMA.

TRUCO MIIN

Por las noches, añade dos gotitas de aceite (de argán, de marula, etcétera) en tu crema para darle un extra de nutrición a la piel.

PROTECCIÓN SOLAR
선크림

ESTE ES EL SECRETO DE LA PIEL DE LAS MUJERES COREANAS: PROTEGERSE DEL SOL DURANTE TODO EL AÑO.

El sol es uno de los causantes del envejecimiento prematuro, así como de la aparición de manchas. El problema es que empezamos a protegernos del sol cuando ya han aparecido algunos de estos síntomas.

Lo ideal es protegerse del sol antes de salir de casa, haga el tiempo que haga. Aunque llueva, aunque esté nublado, aunque haga frío, los rayos del sol siguen llegando a tu piel. Además, en verano podemos, y debemos, aumentar el factor de protección solar y repetir la aplicación cada dos horas.

QUÉ ES

Como su nombre indica, la crema de protección solar protege la piel de los rayos solares. En realidad, lo importante de las cremas de protección solar es el filtro, que es un ingrediente o conjunto de ingredientes que se encarga de frenar los efectos nocivos de los rayos sobre la piel.

En cosmética podemos diferenciar dos tipos de filtro:

FILTROS QUÍMICOS. También conocidos como filtros orgánicos. Su función es absorber o captar la radiación ultravioleta y transformarla en otro tipo de energía no nociva. Algunos ingredientes activos habituales en estas cremas solares son el ácido paraaminobenzoico, la avobenzona, el homosalato, el octisalato, el octinoxato y la oxibenzona.

FILTROS FÍSICOS O MINERALES. Actúan bloqueando el paso de la radiación como si se tratara de una barrera, reflejándola. Si la lista de ingredientes incluye dióxido de titanio u óxido de zinc, contiene filtros físicos.

CÓMO SE USA

La protección solar es siempre el último paso de la rutina y debe aplicarse un poco antes de salir de casa para que actúe correctamente. Se aplica después de la crema y no como sustituto de esta, a no ser que la crema hidratante contenga factor de protección solar. Estos son los pasos para aplicar un protector solar:

01 Después de la crema o la loción, aplícate la crema solar.
02 Extiéndela, como la crema, del interior del rostro hacia el exterior.

LOS MITOS MÁS COMUNES

«El protector solar me deja la cara blanca.» Es cierto que los filtros físicos suelen dejar un residuo blanquinoso en la piel, pero cada vez más encontramos cosméticos innovadores en el mercado que reducen el tamaño de sus partículas y el efecto blanqueante es menos visible.

«No uso protector solar porque tengo la piel grasa.» Las cremas de protección solar solían ser más densas y untuosas que el resto; por eso existe esta falsa creencia. Hoy en día podemos encontrar muchas opciones aptas para pieles grasas con texturas ligeras y formulaciones no comedogénicas.

LO QUE NOS GUSTA DE LOS PROTECTORES SOLARES

- MANTIENEN NUESTRA PIEL JOVEN Y SANA DURANTE MÁS AÑOS.
- SUS FÓRMULAS HAN EVOLUCIONADO HASTA LLEGAR AL PUNTO DE SER TAN AGRADABLES COMO UNA CREMA HIDRATANTE.
- PUEDEN ENCONTRARSE HASTA EN FORMATO ESPRAY, POR LO QUE NO HAY EXCUSA PARA NO APLICARLOS.

NUESTROS PROTECTORES SOLARES FAVORITOS

- *OH MY SUN PROTECTION MILK*, DE YADAH.
- *I'M PURE CICA SUNCREAM*, DE SUNTIQUE.

EN POCAS PALABRAS

SI QUIERES QUE TU PIEL NO PIERDA SU ELASTICIDAD, FIRMEZA Y LUMINOSIDAD ANTES DE TIEMPO, LO MEJOR QUE PUEDES HACER ES APLICAR UN PROTECTOR SOLAR A DIARIO.

BB CREAM/ *CUSHION* 비비크림/ 쿠션

HIDRATANTES, CON COLOR Y FACTOR DE PROTECCIÓN SOLAR. TUS MEJORES ALIADOS ANTIEN-VEJECIMIENTO *ON THE ROAD.*

La cosmética coreana le debe gran parte de su merecida fama a la calidad de sus BB creams. Las mejores BB creams vienen de Corea, y muchos años antes de que empezaran a estar de moda en Europa, en Corea ya eran un producto básico en la rutina diaria.
Su versión 2.0 llega en formato *cushion.*

QUÉ ES

La BB cream es una crema hidratante con protección solar que, además, tiene color y unifica el tono de la piel, cubriendo pequeñas imperfecciones y dejando la tez homogénea. Suele presentarse en un tubo similar al de algunas cremas, con aplicadores más o menos sofisticados, pero la revolución llegó cuando las BB Cream empezaron a comercializarse en formato *cushion*.

¿Qué es lo que hace tan atractivo el formato *cushion*? En pocas palabras, se trata de un maquillaje ligero con protección solar empapado en una esponja. Gracias a este formato, conseguimos todos los beneficios de un maquillaje líquido combinado con la comodidad de un maquillaje compacto. El *cushion* permite aplicar una dosis adecuada de maquillaje sin desperdiciar ni una gota y proporciona a la vez una buena cobertura.

Su envase es uno de sus puntos fuertes. Está inspirado en las almohadillas de estampación que se usan para sellar documentos, cartas, etcétera. Seguro que recuerdas algunos sellos que venían en una caja de tinta con un formato parecido al *cushion.*

Cada esponja tiene hasta 800.000 poros a través de los que se filtra el maquillaje de manera uniforme al aplicar presión. Esta esponja está hecha con un material especial que admite hasta nueve veces su peso en agua, por lo que hay producto suficiente y, además, es antimicrobiana.

Actualmente, hay muchas marcas que utilizan este formato, ya sea en bases de maquillaje o en BB creams. Aunque justo ahora empiece a ser más conocido, el *cushion* se lanzó en Corea en el año 2008 y desde entonces no ha dejado de evolucionar, así que no estamos hablando de una moda pasajera.

¿Por qué elegir un *cushion*? Porque es una manera fácil y cómoda de aplicar el maquillaje líquido gracias a su esponja, que dispensa la cantidad adecuada de producto. En la piel, queda muy natural a la vez que da cobertura. Además, es un formato fantástico para viajar, ya que su envase es como el de los polvos compactos e incluye una esponja de aplicación y un espejo.

CÓMO SE USA

Primero busca tu tono correcto. Puedes probar la BB cream en la zona de la mandíbula antes de comprarla; nunca lo hagas en la muñeca o en la mano porque el tono en esa zona no es tan similar al del rostro. La BB cream se aplica igual que una base de maquillaje: podemos usar las manos, un pincel o una esponja. En cuanto al formato *cushion*, estos son los pasos para su aplicación:

01 Presiona la esponja del *cushion* con el disco aplicador hasta que absorba una pequeña cantidad de producto.
02 Aplica dando pequeños toques sobre el rostro, cubriéndolo de manera homogénea. Repite el proceso si deseas más cobertura.

LOS MITOS MÁS COMUNES

«Todas las BB creams son muy blancas.» Al principio sí. Reconocemos que costaba encontrar una BB cream coreana que se adaptara bien a todos los fototipos. En Corea tienen la tez muy clara, y los tonos estaban hechos para que se adaptaran bien a las mujeres de ese país. Por suerte, las marcas han visto que para poder abrirse camino en el mercado occidental deben adaptar los tonos a todos los fototipos, así que cada vez es más fácil encontrar referencias que tengan más de un tono.

LO QUE NOS GUSTA DE LAS BB CREAMS

- CUBREN PEQUEÑAS IMPERFECCIONES SIN OFRECER UNA COBERTURA TOTAL, POR LO QUE PROPORCIONAN UN ASPECTO MUCHO MÁS NATURAL QUE UNA BASE DE MAQUILLAJE.
- SON UN PRODUCTO MULTIFUNCIÓN. TIENEN PROTECCIÓN SOLAR Y SON HIDRATANTES, ADEMÁS DE DAR COLOR.
- EL FORMATO *CUSHION* ES PERFECTO PARA LLEVARLO A CUALQUIER PARTE Y APLICARLO DE FORMA HIGIÉNICA.

NUESTRAS BB CREAMS FAVORITAS

- *REAL FIT MOISTURE CUSHION*, DE VILLAGE 11 FACTORY.
- *ILLUMINATING SUPPLE BLEMISH*, DE KLAIRS.
- *UNICORN HEART LAKE CUSHION*, DE MELOMELI.

EN POCAS PALABRAS

LAS BB CREAMS O *CUSHIONS* TIENEN TODAS LAS PROPIEDADES DE UNA CREMA HIDRATANTE, LOS BENEFICIOS DE UN PROTECTOR SOLAR Y EL ACABADO DE UNA BASE DE MAQUILLAJE.

MASCARILLA DE NOCHE
슬리핑팩

LAS MASCARILLAS DE NOCHE (*SLEEPING PACKS*) ACTÚAN MIENTRAS DUERMES PARA QUE TE DESPIERTES CON LA PIEL PERFECTA.

Durante la noche, la piel se regenera. Por eso, dormir bien y descansar un mínimo de horas hace que nos levantemos con la piel más bonita y con más energía. Si acumulamos falta de horas de sueño, veremos que a nuestra piel, al igual que a nuestro organismo, le falta vitalidad, está más apagada y tiene un aspecto cansado. La piel hace este proceso de regeneración nocturna de manera natural, pero podemos potenciarlo y maximizar sus efectos gracias a la mascarilla de noche (*sleeping pack*).

QUÉ ES

Es el último producto que te aplicarás al día. No se trata de alargar la rutina eternamente, ni de añadir cada vez más productos; la mascarilla de noche se aplica en vez de la crema hidratante y solo dos o tres veces por semana.

Las mascarillas de noche suelen estar formuladas con ingredientes con potentes propiedades antioxidantes y regenerativas. Es común, y nos encanta que así sea, que contengan aromas naturales que ayudan a descansar mejor, como la lavanda.

CÓMO SE USA

Por suerte, no necesitamos muchos trucos ni complicaciones para aplicar este producto. Se aplica igual que una crema hidratante, evitando el contorno de los ojos, y se retira con agua templada a la mañana siguiente. Estos son los pasos para aplicar una mascarilla de noche:

01 Haz la rutina completa hasta llegar al último paso. Aplica la mascarilla de noche en lugar de la crema hidratante.
02 Repártela homogéneamente por el rostro, el cuello y el escote y masajea haciendo pequeños círculos.

LOS MITOS MÁS COMUNES

«Las mascarillas de noche manchan y son pegajosas.» Es la excusa más usada para convencernos de que no necesitamos este producto en nuestra rutina, pero no es cierto. Las fórmulas de las mascarillas de noche que encontramos en el mercado no son pegajosas ni incómodas; no manchan la almohada ni dejan rastro. Puede que sean más untuosas que algunas cremas, pero la piel las absorbe igual.

TRUCO MIIN:
Usa una espátula de silicona o un pincel para aplicarla. Nos gusta que intervengan todos los sentidos en el ritual de belleza y esta es una buena forma de hacerlo.

LO QUE NOS GUSTA DE LAS MASCARILLAS DE NOCHE

- SON UNA DE LAS MANERAS MÁS FÁCILES DE CUIDARSE, YA QUE SE APLICA EL PRODUCTO Y SE DEJA ACTUAR DURANTE TODA LA NOCHE.
- LA PIEL ESTÁ MUCHO MÁS SUAVE AL DÍA SIGUIENTE DE USAR LA MASCARILLA, SIN TENER QUE ESPERAR SEMANAS PARA VER RESULTADOS.

NUESTRAS MASCARILLAS DE NOCHE FAVORITAS

- *BIRCH JUICE HYDRO SLEEPING PACK*, DE E NATURE.
- *FRESHLY JUICED VITAMIN E MASK*, DE KLAIRS.
- *ULTRA NIGHT LEAF MASK*, DE A. BY BOM.

EN POCAS PALABRAS

LA MASCARILLA DE NOCHE LE DA A TU PIEL TODOS LOS ACTIVOS E HIDRATACIÓN QUE NECESITA MIENTRAS DUERMES.

04

LA RUTINA DE BELLEZA COREANA

한국의 스킨 케어

Ahora que ya sabes para qué sirve cada producto, ha llegado la hora de presentarte una de las partes más sorprendentes de la cosmética coreana: la rutina de diez pasos. No te asustes, parece una locura, pero una vez que sepas el orden y el porqué, verás que tiene todo el sentido del mundo que sea así.

ALGUNOS PRODUCTOS SOLO SE USAN OCASIONALMENTE Y NO A DIARIO, como los exfoliantes, las mascarillas faciales de un solo uso, los parches de hidrogel o las mascarillas nocturnas. A continuación te enseñamos cuáles son los pasos que debes seguir para tener una rutina completa al más puro estilo coreano.

¿Te suena lo de buscar una crema que sirva para todo? O no existe o es carísima. Con la rutina de diez pasos conseguirás tratar todo aquello que te preocupa de tu piel: primeras líneas de expresión, poros dilatados, falta de luminosidad, etcétera. Cada paso te ayudará a mejorar un aspecto de tu piel.

LA RUTINA DE CUIDADO FACIAL SE HACE DOS VECES AL DÍA, MAÑANA Y NOCHE. En función del momento en el que nos encontremos, los pasos pueden variar un poco y sustituiremos unos productos por otros. También variará dependiendo del tiempo que podamos dedicarle.

RUTINA DE MAÑANA

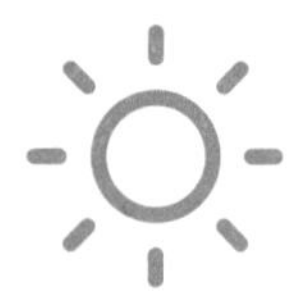

NIVEL BÁSICO

Incluso las *beauty addicts* necesitan una rutina básica. Toma nota si estás empezando o si tienes solo cinco minutos por la mañana.

01 **LIMPIEZA.** Es lo mejor que puedes hacer por tu piel por la mañana. No te saltes nunca este paso.

02 **TÓNICO.** Le aporta un extra de hidratación a la piel, evita que sientas sequedad después de la limpieza y ayuda a que la crema se asiente mejor. No puedes prescindir de él.

03 **CREMA O LOCIÓN.** Sin hidratación no hay tratamiento, así que no debe faltar jamás.

04 **PROTECCIÓN SOLAR.** Si has llegado hasta aquí, ya sabes todos los beneficios que tiene usar protección solar. A partir de hoy, ni un solo día sin ella.

NIVEL EXPERTO

Hacer una rutina de mañana de nivel experto requiere dos cosas básicas: primero, conocer muy bien tu piel, y segundo, tener tiempo.

01 LIMPIEZA. Aunque nos parezca que tenemos la piel limpia, después de dormir debemos eliminar todas las impurezas, residuos, células muertas y sebo. Además, este paso ayuda a activar la circulación.

ACEITE LIMPIADOR: retira todos los restos de los productos que hayas usado durante la noche.

LIMPIADOR DE BASE ACUOSA: acaba de retirar las impurezas y deja la piel lista para los siguientes pasos.

02 EXFOLIANTE. Siempre y cuando tengas tiempo y el exfoliante sea mecánico. Los químicos mejor resérvalos para la noche.

03 TÓNICO. Un imprescindible, ya que restaura el pH de la piel después de la limpieza y evita la sensación de tirantez.

04 ESENCIA. Te ayudará a que el resto de los productos penetren mejor.

05 SÉRUM. Usa un sérum de hidratación con ácido hialurónico o colágeno.

06 CONTORNO DE OJOS O PARCHES DE HIDROGEL. No te olvides del contorno de los ojos. Si has dormido poco y notas los ojos cansados o con bolsas, es un buen momento para usar los parches de hidrogel, puesto que ayudan a descongestionar la zona.

07 LOCIÓN Y CREMA. Aplicar primero la loción y luego la crema si tienes la piel muy muy seca. Si tu piel es normal, mixta o grasa, aplica solo una de ellas.

08 PROTECCIÓN SOLAR. Puede aplicarse en forma de crema o en formato *cushion* o BB cream para darle un poco de color al rostro.

RUTINA DE NOCHE

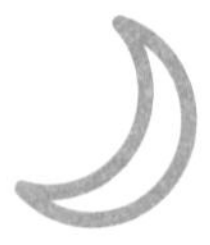

NIVEL BÁSICO

Es muy parecida a la rutina básica de día, pero añadimos el paso extra del primer limpiador. Nuestra piel acumula toxinas a lo largo del día, así que mantenerla limpia es primordial.

01 **DOBLE LIMPIEZA.** Tienes que hacer los dos pasos, vayas o no maquillada:

> **DESMAQUILLADOR O ACEITE LIMPIADOR.** Retira el maquillaje, cualquier resto de crema y FPS y el sebo de la piel con un aceite limpiador; puede ser en formato bálsamo o aceite.
>
> **LIMPIADOR DE BASE ACUOSA.** Acaba de retirar las impurezas con un limpiador de base acuosa. Las espumas o geles son una buena opción.

02 **TÓNICO.**

03 **SÉRUM O MASCARILLA.** Como no vamos a aplicar protección solar, podemos darle un extra de cuidado a la piel aplicando un sérum o una mascarilla antes de la crema.

04 **CREMA HIDRATANTE.**

NIVEL EXPERTO

01 DOBLE LIMPIEZA.

02 EXFOLIANTE. Por la noche es el mejor momento para usar exfoliantes químicos ya que así evitamos la exposición solar después. Recuerda no mezclarlo con otros AHAs o BHAs ni con otros exfoliantes físicos o enzimáticos. El exfoliante no se aplica cada día, así que puedes alternarlo con otros tratamientos que contengan ingredientes incompatibles para no correr ningún riesgo.

03 MASCARILLA LIMPIADORA DE ARCILLA (*PEEL OFF*). Por la noche tenemos más tiempo. Por eso es buena idea aplicar la mascarilla en este momento del día, si bien no hay ningún problema en hacerlo por la mañana. Tienes que incluirla en tu rutina una vez a la semana o cada diez días, según tu tipo de piel. Esta mascarilla absorbe las impurezas y debe hacerse antes que cualquier paso de hidratación.

04 TÓNICO. Es imprescindible en cualquier rutina, pero sobre todo si acabas de hacerte una mascarilla de limpieza. Reequilibra el pH.

05 MASCARILLA DE UN SOLO USO. Después del tónico puedes aplicar una mascarilla de hidratación. Este paso tampoco es diario, a no ser que sea una mascarilla de hidratación que contenga ingredientes nada agresivos para la piel, como el ácido hialurónico o el colágeno.

06 ESENCIA. Aunque la mascarilla ya contiene esencia, si quieres hacer la rutina completa, tienes que aplicarla como tal después de la mascarilla. Para ello te recomendamos que retires el producto sobrante de la mascarilla con un algodón o pañuelo y dejes solo el producto que pueda absorber tu piel.

07 SÉRUM. Por la noche es el momento de aplicar sérums un poco más potentes que traten una problemática concreta.

08 CONTORNO DE OJOS O PARCHES DE HIDROGEL. El contorno de ojos se aplica antes que la crema para crear una barrera protectora. Nun-

ca uses la crema facial como contorno de ojos. Si utilizas parches, puedes aplicarlos en el mismo momento que la mascarilla facial de un solo uso, por debajo de esta, así aprovecharás los veinte minutos.

09 CREMA. Aunque durante el día elijas sustituir la crema por una loción, por la noche es mejor utilizar la crema, dado que, aunque sea más densa, al estar dormida no te molestará su textura.

10 MASCARILLA DE NOCHE. Cambiamos la protección solar por una mascarilla nocturna. Le aporta un extra de hidratación a la piel y la deja perfecta al día siguiente. No hace falta aplicar una mascarilla todas las noches.

TRUCO MIIN

Si alguna vez te olvidas del orden de los pasos, solo tienes que fijarte en la densidad de cada uno de los productos. Por norma general, se aplica primero el más líquido y en último lugar, el más denso y espeso. Esta técnica de superposición de capas de productos se denomina *layering*.

RUTINA PARA VIAJES

Como imaginarás, nuestra rutina se parece bastante a la de nivel experto, pero como por nuestro trabajo tenemos que viajar constantemente y es imposible llevárselo todo, tenemos algunos trucos para mantener la piel perfecta durante los viajes.

En primer lugar, preparamos un neceser con muestras de nuestros productos favoritos, de los que siempre funcionan y sabemos que pueden combinarse entre sí sin problema. Si no tienes muestras disponibles, puedes comprar botecitos y rellenarlos con tus propios productos. Aunque estando en casa es fácil ir alternando cremas en función de cómo nos notemos la piel, cuando viajamos solo nos llevamos una, y lo mismo se aplica al resto de los productos, así que llévate los que nunca fallan.

¿Problemas con el espacio del neceser? **SI TUVIÉRAMOS QUE PRESCINDIR DE UN PRODUCTO, SERÍA EL EXFOLIANTE.** Como no suele usarse a diario, podemos pasar diez días perfectamente sin él.

Sin embargo, hay otro producto que usamos en nuestra rutina diaria de manera habitual, pero que nos encanta llevar de viaje, **LOS ESPRÁIS FACIALES, QUE SON EL ALIADO PERFECTO PARA MANTENER LA PIEL HIDRATADA.** Cuando la piel se expone a cambios de clima o a ambientes más secos como el del avión, debemos hidratarla con más frecuencia, y los espráis faciales son perfectos para ello. Lo mismo ocurre con las mascarillas; es fácil que nos veáis en un avión con una puesta. Así evitamos esa sensación de sequedad que tiene siempre la piel al aterrizar.

¿POR DÓNDE EMPIEZO?

Si has decidido incorporar los diez pasos de la cosmética coreana a tu rutina de cuidado facial, ¡enhorabuena! Quizá te sientas un poco abrumada por la situación, así que es importante que sigas estos consejos:

EMPIEZA POCO A POCO. A todos nos gustaría estrenar una rutina de diez pasos desde cero, pero es importante que empieces sin prisas, y más cuando la piel no está acostumbrada. De esta forma verás cuál de los diez cosméticos es el que tiene más beneficios y le aporta mejores resultados a tu piel. Si no sabes por dónde empezar, aquí tienes la respuesta: limpiador, crema y protector solar. Si estos tres productos no están en tu rutina, no hagas experimentos con otros como la esencia.

¿LA PRIMERA INVERSIÓN? Un buen limpiador, pues la limpieza es fundamental. Sabemos que no es el producto más llamativo, pero es uno de los más importantes. Es imprescindible aplicar los productos sobre una piel limpia.

CONOCE TU TIPO DE PIEL. En la cosmética coreana rara vez encontrarás un producto que no sea específico para un tipo de piel concreto. Conoce tu piel antes de empezar a comprar productos. Aunque te hablen maravillas de una crema, puede que no tenga la formulación más adecuada para ti.

PREVENIR ANTES QUE TRATAR. No busques tratamientos antienvejecimiento si todavía no tienes arrugas; mejor invierte en un protector solar. Focalízate en lo que necesita tu piel y no le des tratamientos para problemas que todavía no ha experimentado.

INFÓRMATE SOBRE LAS MARCAS Y SU FILOSOFÍA. Un cosmético va a acompañarte durante muchos días y, al igual que el resto de los productos que consumes a diario, tiene detrás una marca con un concepto y una historia que lo hacen único. Haz una lista con tus marcas preferidas y con todo lo que consideres que deben tener: ser ecológicas, veganas, artesanales, etcétera.

SI NO SABES POR DÓNDE EMPEZAR: apuesta primero por el limpiador, la crema y el protector solar.

05

INGREDIENTES UTILIZADOS EN LA COSMÉTICA CORENA

한국 화장품에 사용하는 천연 성분

Sin duda alguna, una de las cosas más divertidas de ser fan de la cosmética coreana es fijarse en la composición de los productos para ver qué ingredientes llevan, ya que pueden ser un tanto «exóticos».

A continuación encontrarás una lista de algunos de los ingredientes naturales más populares usados en el *K-beauty*. ¡Algunos te sorprenderán!

EXTRACTO DE ARROZ

También puedes encontrarlo por su nombre científico, *Oryza sativa*. Además de iluminar y suavizar la piel, tiene propiedades antioxidantes.

BAMBÚ

Debido a sus propiedades antioxidantes, antiinflamatorias e hidratantes, el bambú es un ingrediente imprescindible de la medicina oriental desde hace siglos. Como no podía ser de otra manera, las marcas de cosmética coreana lo han incorporado a sus fórmulas.

PERLA

El extracto de perla es una auténtica joya para la piel. Con su uso conseguiremos que cualquier piel apagada o con falta de energía experimente un extra de luminosidad.

BABA DE CARACOL

Se trata del santo grial de la cosmética coreana. Los criadores de caracoles descubrieron las propiedades de la baba de este animal al darse cuenta de lo suaves que tenían las manos y de lo rápido que se les curaban los pequeños cortes y raspaduras cuando los manipulaban. Sus propiedades regenerativas hacen de la baba de caracol un ingrediente muy deseado.

GALACTOMYCES

¿Galactoqué? Los ingredientes fermentados son muy habituales en la cosmética coreana y el *Galactomyces* es el más utilizado de todos. En realidad, es una levadura fermentada, un derivado del sake que se considera uno de los ingredientes más eficaces de la cosmética coreana. Ilumina el rostro, tonifica la piel y regula los niveles de sebo. ¡Lo hace todo!

CENTELLA ASIÁTICA

Esta pequeña pero potente planta es uno de los ingredientes estrella del momento, aunque lleva siglos usándose en la gastronomía del Sudeste Asiático. Sus propiedades calmantes y cicatrizantes con realmente milagrosas.

VENENO DE ABEJA

Otro de los ingredientes más curiosos del sector es el veneno de abeja, con excelentes propiedades antiinflamatorias. ¡Quién lo iba a decir! Conocido como el «bótox natural», el veneno de abeja estimula la producción de colágeno de la piel.

EXTRACTO DE ABEDUL

La savia de este precioso árbol se utiliza en una gran variedad de tratamientos dermatológicos coreanos e incluso se ha utilizado en lugar del agua en algunos productos. No se trata de una moda pasajera, ya que la savia de abedul es altamente hidratante, pero extremadamente ligera.

ALOE VERA

Calmante, regenerativo y perfecto para utilizar en cualquier momento (no solo después de haber tomado el sol). El extracto de aloe vera es un acierto seguro, ya que es popular desde hace décadas y sus propiedades calmantes están más que probadas. Al igual que la savia de abedul, el aloe vera también se emplea en lugar del agua en algunos productos.

PROPÓLEOS

¡La cosa va de abejas! Los propóleos son unas mezclas resinosas que las abejas obtienen de fuentes vegetales y que utilizan para sellar sus panales. Tienen propiedades antibacterianas, antifúngicas y, además, suavizan la piel.

GOMA DE *NATTO*

Este ingrediente fermentado derivado de la soja es un antioxidante e iluminador excelente. Si has viajado por Asia, probablemente hayas visto el *natto* en la carta de algún restaurante. Una advertencia si te decides a pedirlo: ¡la soja fermentada tiene un sabor al que cuesta un poco acostumbrarse!

REGALIZ

La raíz de regaliz es un ingrediente muy valorado por sus propiedades despigmentantes y antiinflamatorias. Utilízalo si tienes la piel apagada, pequeñas manchas o rojeces.

ÁRBOL DE TÉ

Es antiséptico y antifúngico. Gracias a todos los beneficios que aporta a la piel, es uno de los ingredientes usados en cosmética más antiguo del mundo. Será tu aliado perfecto si tu piel tiene tendencia acneica. Dermatólogos y científicos lo igualan al poder que tiene el peróxido de benzoílo para tratar el acné.

CARBÓN

Atención si tienes la piel grasa o con poros dilatados, pues este es el ingrediente que necesitas incorporar a tu rutina. El carbón se encarga de absorber el exceso de sebo y las impurezas. Suele usarse también para hacer una limpieza profunda. Es fácil de encontrar en mascarillas y jabones.

ALGAS

En los últimos años ha aumentado la popularidad de los productos cosméticos con ingredientes de origen marino tras observarse los beneficios que aportan. Las algas son uno de estos superingredientes para la piel por sus propiedades regenerativas y antioxidantes. Tienen un alto contenido en sales minerales, vitaminas y oligoelementos que se asimilan directamente por las células cutáneas y dan como resultado una piel con un aspecto mucho más sano y rejuvenecido.

GINSENG

El secreto del *ginseng* está en su raíz. Su aplicación en cosmética solo tiene ventajas: ayuda a recuperar la elasticidad cutánea, es antioxidante (protege la piel de los radicales libres) y regenerativo. Puede usarse a cualquier edad.

TÉ BLANCO

Es buenísimo en infusiones y aún lo es más para aplicarlo a la piel por a su alto contenido en polifenoles. Es un ingrediente excelente para combatir el envejecimiento, ya que ayuda a producir elastina y colágeno.

CALÉNDULA

No hay piel sensible que se resista a este ingrediente. La caléndula tiene propiedades calmantes y reparativas, y su uso se recomienda incluso en aquellas pieles que hayan sufrido daños por haber estado expuestas al sol o pieles con pequeñas marcas o cicatrices.

SYN-AKE

El *Syn-Ake* es un compuesto que tiene el mismo efecto que el veneno de serpiente: mejora la elasticidad cutánea y tiene un efecto *lifting*, por lo que se convierte en un poderoso tratamiento antienvejecimiento.

FLOR DE LOTO

La flor de loto no es solo un símbolo de la cultura asiática, sino también un ingrediente cosmético extraordinario. Hidrata la piel, le aporta luminosidad y cuida incluso las pieles más sensibles.

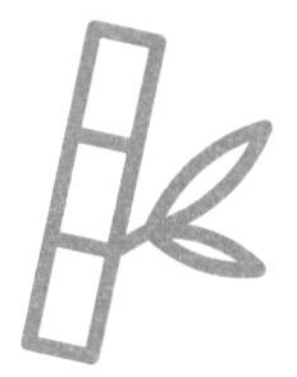
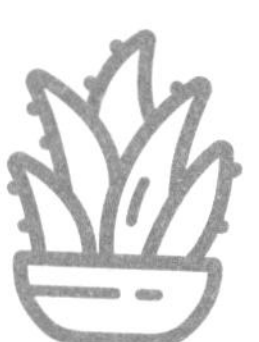

INGREDIENTES UTILIZADOS SEGÚN EL TIPO DE PIEL

Para aclarar todas tus dudas, hemos preparado una lista con los mejores ingredientes para cada tipo de piel.

PIEL GRASA

Si tienes la piel grasa, lo más probable es que utilices o hayas utilizado productos con ácido salicílico. Este BHA derivado de la corteza de sauce exfolia la piel y limpia los poros en profundidad. La vitamina C también ilumina y uniformiza el tono de la piel como ningún otro ingrediente.

El extracto o aceite de árbol de té, un antiséptico y antiinflamatorio natural, es un ingrediente fantástico para las pieles grasas o con tendencia al acné. El hamamelis, por su parte, es muy eficaz para reducir los granitos, aunque **EL ORO SE LO LLEVA LA CENTELLA ASIÁTICA, QUE CALMA LA PIEL IRRITADA, ES CICATRIZANTE (REDUCE LAS MARCAS DE ACNÉ) Y ELIMINA EL EXCESO DE SEBO.** Si no lo has hecho ya, prueba una mascarilla facial de un solo uso con centella asiática y entenderás de qué estamos hablando. Por cierto, si te gustan las mascarillas, las que están formuladas con arcilla son excelentes para eliminar la grasa de la piel y minimizar los poros al máximo.

Los propóleos ayudan a prevenir los brotes de acné, gracias a sus propiedades antibacterianas. Si lo que tienes son muchas cicatrices, no hay nada mejor que la baba de caracol para favorecer la regeneración cutánea.

APLICARSE PRODUCTOS HIDRATANTES ES FUNDAMENTAL, YA QUE CUANDO LA PIEL GRASA SE DESHIDRATA, GENERA MÁS SEBO. Utiliza cosméticos con ácido hialurónico o niacinamida para mantener tu piel en perfecto estado.

PIEL SECA

La piel seca, como no podía ser de otra manera, pide hidratación a gritos, así que EL ÁCIDO HIALURÓNICO SERÁ TU ALIADO PERFECTO. El escualeno, un ácido graso que la piel produce de forma natural, es otro ingrediente que hace maravillas contra la sequedad. Te recomendamos la variedad de escualeno vegetal, que encontrarás en un montón de mascarillas y cremas para tu tipo de piel.

Las ceramidas, presentes naturalmente en la piel, se utilizan en tratamientos faciales, ya sea en su variante vegetal o sintética. Son la opción perfecta para restablecer la barrera de la piel. Dos ingredientes básicos que también son muy populares para las pieles secas son la miel y la manteca de karité.

Aunque no haya que exfoliar las pieles secas tanto como otros tipos de piel, hazlo con ácido láctico (un AHA), una opción muy delicada que no perjudicará a la barrera de hidratación de la epidermis.

PIEL MIXTA

UTILIZA LOS INGREDIENTES PARA PIELES SECAS EN LAS MEJILLAS (o en las zonas del rostro más secas) Y LOS INGREDIENTES PARA PIELES GRASAS EN LA ZONA T. Así tu piel mixta siempre estará perfecta.

PIEL MADURA

Los venenos de abeja y de serpiente estimulan la producción de colágeno, lo cual es más eficaz que aplicarse productos con colágeno directamente. ¿Por qué? La gran mayoría de los cosméticos no logra traspasar la epidermis, por lo que **ES MEJOR UTILIZAR UN PRODUCTO QUE FAVOREZCA LA PRODUCCIÓN DE COLÁGENO QUE COLÁGENO EN SÍ.**

Para exfoliar, recurre a ácidos AHA como el ácido láctico o el glicólico. El ácido hialurónico, por su parte, te ayudará a mantener tu piel hidratada. Recuerda que cuidar la hidratación y **UTILIZAR SIEMPRE PROTECTOR SOLAR** son los métodos más eficaces para prevenir el envejecimiento de la tez.

PIEL SENSIBLE

¡Aunque tengas la piel sensible, podemos recomendarte unos cuantos productos que dejan el cutis más fresco que un pepino! **LA CALÉNDULA, EL ALOE VERA Y LA CAMOMILA** son tres ingredientes vegetales muy delicados conocidos por sus propiedades calmantes. El ácido hialurónico te aportará hidratación sin irritar la piel, así que úsalo sin miedo.

La niacinamida es apta para las pieles sensibles (siempre y cuando la concentración no sea demasiado elevada) e ilumina e hidrata la piel en profundidad. Si eres fan de los ingredientes naturales, los extractos de té verde y de arroz son dos opciones muy interesantes. A la hora de elegir un protector solar, opta por uno con filtro físico en vez de químico.

06

COSMÉTICA NATURAL

천연화장품

Los tratamientos faciales naturales son mucho más que una moda pasajera, ya que detrás de ellos hay toda una filosofía, un estilo de vida. Los productos cosméticos naturales se elaboran exclusivamente con ingredientes eficaces de origen totalmente natural.

Una de nuestras marcas preferidas en MiiN es Aromatica, así que nos sentamos con su fundador, Jerry Kim, para saber más sobre el nacimiento de la cosmética natural en Corea. Una de las muchas razones por las que nos enamoramos de esta marca es porque es totalmente vegana y natural. ¡Seguro que a ti también te encantará!

EN 1997, CUANDO ESTABA ESTUDIANDO EN AUSTRALIA, DESCUBRÍ EL FASCINANTE MUNDO DE LA AROMATERAPIA, QUE EN COREA SOLO SE UTILIZABA EN LA MEDICINA POPULAR. Cuando me enteré de que la mayoría de los productos cosméticos que utilizamos llevan fragancias artificiales, me puse el objetivo de crear alternativas de origen natural.

Empecé intentando vender aceites esenciales al por mayor. Visité algunas de las marcas más importantes del sector de la cosmética en Corea, pero no les interesaban los ingredientes naturales. Entonces asumí que si quería un cambio, tendría que provocarlo yo mismo. Era consciente de que no iba a ser fácil crear una marca de cosmética, pero **ESTABA CONVENCIDO DE QUE ERA MI DEBER EMPEZAR A PRODUCIR PRODUCTOS COSMÉTICOS RESPETUOSOS CON EL MEDIO AMBIENTE.** Así nos convertimos en la primera empresa coreana en aplicar la aromaterapia a nuestros cosméticos.

El nombre de la marca, Aromatica, viene de la aromaterapia. No hace mucho que se utiliza la aromaterapia en cosmética; durante mucho tiempo, el uso de los aceites esenciales en el cuidado de la piel estaba limitado a los masajes. No empezaron a aparecer las primeras marcas cosméticas que utilizaban aceites esenciales hasta hace menos de dos décadas.

Al principio, nos costó entrar en el mercado coreano, ya que no suelen gustarles los olores ni los aromas fuertes, y muchos de nuestros productos eran bastante intensos. Por ejemplo, uno de nuestros éxitos de ventas, el *Rose Absolute First Serum,* tenía el triple de aceite de rosa del que tiene ahora. Tuvimos que adaptar nuestras fórmulas al mercado coreano.

Este sérum sigue siendo nuestro producto más vendido, porque el olor a rosa es muy popular. De hecho, hoy en día, casi todas las marcas tienen una línea con rosas, aunque no utilizan aceite puro, sino que emplean agua o extracto de rosas y añaden fragancias artificiales derivadas del petróleo.

Hoy en día a muchos jóvenes también les encantan los animales, por lo que aprecian mucho que seamos una marca vegana. Los productos de las marcas de cosmética vegana están formulados con ingredientes de origen natural. Como no emplean ingredientes sintéticos, son seguros para nuestra piel y más respetuosos con el medio ambiente. Ah, por cierto, «sin crueldad animal» no es lo mismo que vegano, aunque alguna gente confunda los términos. **LOS COSMÉTI-**

COS «SIN CRUELDAD ANIMAL» NO ESTÁN PROBADOS EN ANIMALES, MIENTRAS QUE LOS COSMÉTICOS VEGANOS NO ESTÁN PROBADOS EN ANIMALES NI LLEVAN NINGÚN INGREDIENTE DE ORIGEN ANIMAL.

En cuanto al cuidado de la piel, no existen rutinas mágicas; solo tienes que elegir los productos adecuados a tu tipo de piel. A partir de los treinta y cinco o cuarenta años, la piel se vuelve más seca, por lo que habrá que hidratarla más.

Yo tengo la piel seca, así que me lavo el rostro con la *Sea Daffodil Cleansing Mousse,* que es perfecta para la piel sensible, ya que tiene menos espuma. Después, utilizo el tónico *Sea Daffodil Aqua Toner* dos o tres veces seguidas para hidratar en profundidad. El siguiente paso es el *Argan Intensive Hydrating Serum* y, para terminar, me aplico la hidratante *Jerry's Baby Hyalu Ato Cream.* La línea *Jerry's Baby* es hipoalergénica y no contiene ningún tipo de fragancia, así que es perfecta para todas las edades.

Transmitir el mensaje de que nuestros productos son naturales y ecológicos es importante, pero lo que queremos de verdad es que nuestros clientes aprecien la calidad y la eficacia de nuestros cosméticos.

JERRY KIM
FUNDADOR DE AROMATICA

07

ERRORES QUE NO DEBES COMETER EN TU RUTINA

절대 안 되는것들

✖ APLICAR LOS COSMÉTICOS EN EL ORDEN QUE NO TOCA

En este caso, el orden sí que altera el resultado. Por norma general, aplicamos primero los productos de textura más líquida y dejamos para el final aquellos con una textura más densa.

Y no solo eso. Aunque la textura es importante, su función lo es todavía más. Entre un tónico y una esencia puede haber poca diferencia en cuanto a densidad. Es más, la esencia puede ser más líquida que el tónico dependiendo de su fórmula. Es importante saber el orden para no confundir pasos y conseguir los resultados esperados. Por ejemplo, el tónico sirve para equilibrar el pH de la piel después de la limpieza y debe aplicarse antes que cualquier otro producto hidratante o tratamiento.

✖ OLVIDARTE DE CUIDAR EL CUELLO

Usa la misma crema hidratante que aplicas en el rostro y no te olvides de esta parte de tu cuerpo. Al igual que la piel de la cara, la del cuello pierde elasticidad, firmeza e hidratación con el paso de los años.

✖ UTILIZAR PRODUCTOS ANTIENVEJECIMIENTO ANTES DE TIEMPO

Lo importante es prevenir, en eso estamos de acuerdo, pero comprar productos *antiaging* antes de tiempo puede ser contraproducente. Los cosméticos con propiedades antienvejecimiento contienen ingredientes que nuestra piel no necesita. Para prevenir, lo más útil es mantener la piel hidratada desde jóvenes para que los signos de la edad no sean tan pronunciados. No hay una edad exacta en la que empezar a usar productos antienvejecimiento; depende de nuestra genética y del estilo de vida que llevemos. La respuesta siempre estará en el espejo y en nuestra piel, no en el eslogan de ningún envase.

✖ HIDRATAR LA PIEL SOLO CUANDO LA NOTAS SECA

La piel nos envía señales y la sequedad puede ser una de ellas. La falta de hidratación provoca descamación. Si vemos estos síntomas, es que no hemos estado hidratando bien nuestra piel. Por eso debemos hacerlo antes de notar estos cambios y no empezar justo en el momento en que los veamos aparecer.

✖ NO HIDRATAR LA PIEL PORQUE LA TIENES GRASA

Muchas personas privan a su piel grasa de hidratación porque existe el mito generalizado de que la crema solo provocará más sebo, cuando en realidad es todo lo contrario. La piel grasa debe hidratarse para evitar una sobreproducción de sebo, que se genera para cubrir la falta de hidratación. El truco está en saber elegir una crema que hidrate la piel pero que no sea oclusiva ni deje residuo. Las mejores para piel grasa son las de textura gel.

✖ PONER CREMA HIDRATANTE ANTES DEL CONTORNO DE OJOS

¿Llevas años pensando que el contorno de ojos es el último paso? Estás a tiempo de cambiarlo. El contorno de ojos debe aplicarse siempre antes de la crema o loción para que penetre en profundidad. Si lo hacemos al revés, lo único que conseguiremos es que la crema facial cree una barrera y el contorno no actúe.

✖ PROTEGERTE DEL SOL SOLO EN LOS MESES DE VERANO

Muy típico. Conocemos de sobras lo perjudicial que puede llegar a ser no protegerse del sol. La piel tiene memoria y todos los rayos solares que vamos acumulando a lo largo de nuestra vida aparecerán en un momento u otro en forma de manchas o de envejecimiento prematuro. Los días de lluvia, de nieve, de niebla... ponte protección solar.

✖ UTILIZAR TOALLITAS DESMAQUILLADORAS TODAS LAS NOCHES

¡Qué cómodas son! La de noches que nos han salvado, sí, pero no son la mejor opción para limpiar la piel. Solo tardarás un minuto más en hacer el paso correctamente y retirar el maquillaje con el método de la doble limpieza. Tu piel te lo agradecerá toda la vida.

✖ NO HACER LA DOBLE LIMPIEZA SI NO VAS MAQUILLADA

Ya te lo hemos dicho: es solo un minuto más y la diferencia entre hacerlo o no es abismal. Aunque no lleves maquillaje, el primer paso de la limpieza sirve para retirar cualquier resto de grasa de la piel. Lo mejor para eliminarla es un limpiador de base oleosa.

✖ CONFUNDIR *BRIGHTENING* Y *WHITENING*

No es lo mismo. Si quieres blanquear o despigmentar la piel, busca productos con función *whitening.* En cambio, si lo que quieres es darle un toque extra de luminosidad busca productos iluminadores *(brightening).*

✖ APLICAR LOS PRODUCTOS FROTANDO DEMASIADO LA PIEL

No por más frotar la piel quedará más limpia. Lo único que conseguirás es irritarla y enrojecerla. Hay una manera de aplicar los productos con textura líquida que es mucho más beneficiosa para tu piel: vierte un poco de producto sobre la palma de la mano y caliéntalo juntando ambas manos. Después, presiona suavemente con la palma de las manos sobre la superficie del rostro.

✖ USAR EXFOLIANTES MECÁNICOS EN LA PIEL SENSIBLE O CON ACNÉ

Los exfoliantes tienen la función de limpiar la piel en profundidad, pero si tienes la piel muy sensible o con acné, debes evitar los exfoliantes mecánicos (los que contienen partículas sólidas). Si tienes acné, lo único que harás es agredir la superficie de la piel y, en consecuencia, será más fácil que se infecte.

✖ PENSAR QUE «TOTAL, POR UN DÍA NO PASA NADA»

Como en otros aspectos de la vida, los resultados se aprecian si somos constantes con nuestra rutina. Si sigues un tratamiento y lo dejas de golpe, puede que no consigas los efectos deseados.

✖ MEZCLAR INGREDIENTES INCOMPATIBLES

Hay algunos ingredientes que provocan una reacción si los mezclamos. Lee bien la lista de ingredientes de la formulación o explícale a tu *beauty advisor* qué productos estás usando en la rutina para evitar que tu piel sufra las consecuencias.

✖ ESPERAR MILAGROS

La cosmética actúa en la superfície y nunca conseguirá efectos mágicos. Lo natural es que se noten los efectos del paso del tiempo y aceptarlos. Si usas cosmética, es para mejorar el estado y el aspecto de la piel, pero siempre debes ser consciente de qué puedes esperar.

✖ NO GUARDAR LOS PRODUCTOS EN EL LUGAR ADECUADO

El calor, la luz, la humedad... todos estos factores pueden afectar a la composición de los productos. Por ejemplo, la vitamina C se oxida con la luz y deja de tener efecto. Las altas temperaturas también afectan al estado de los productos. Hay que buscar un lugar de almacenaje seguro para que conserven sus propiedades.

✖ NO MIRAR LA FECHA DE CADUCIDAD DE LOS PRODUCTOS

Sí, la cosmética, al igual que los alimentos, tiene fecha de caducidad, y es algo que debe tenerse en cuenta siempre. Generalmente, los productos indican en su envase cuántos meses pueden mantener sus propiedades desde el momento en que se abren. Lo mejor es apuntarse cuándo has empezado a usar un producto para que no se te pase esta fecha.

✖ COMPARTIR PRODUCTOS CON TODO EL MUNDO

Usar la crema de mamá, de la hermana, de la novia... no todos los productos sirven para todo tipo de piel. La cosmética es algo muy personal y nadie tiene las mismas necesidades. Por eso es importante personalizar la rutina.

08

TENDENCIAS COREANAS

한국의 트렌드

EL MAQUILLAJE

Las coreanas tienen un estilo de maquillaje muy definido, bastante diferente al que estamos acostumbrados a ver en Occidente y completamente opuesto a las tendencias de maquillaje estadounidenses. **EN COREA, EL OBJETIVO ES LUCIR UN ASPECTO NATURAL.** No se trata de no maquillarse, sino de utilizar productos que den a la piel un acabado perfecto y *nude*. Se puede decir que el maquillaje occidental es más intenso en todos los aspectos.

ROSTRO

En Corea, en general, se utilizan BB creams con diferentes coberturas y funciones para unificar el tono de la piel y esconder las imperfecciones. Normalmente, el objetivo es dar a la piel un aspecto sano y jugoso, por lo que los productos con un extra de hidratación y con propiedades iluminadoras son los más buscados. Para un acabado perfecto, se recomienda utilizar iluminadores sutiles y aplicar un rubor leve en la zona de las mejillas.

Busca productos con un extra de hidratación y con propiedades iluminadoras para un aspecto sano y jugoso.

En Occidente predomina el uso de bases de maquillaje sobre las BB creams, aunque cada vez está más extendido el uso de estas últimas para dar color a la piel. La cobertura suele ser mayor, para que el tono de la tez sea totalmente uniforme y para ocultar los poros abiertos (para ello se utilizan incluso *primers* específicos). Por lo general, se busca un acabado mate, sin brillos, por lo que matificar la base de maquillaje con cualquier tipo de polvo es un paso muy básico. Sin embargo, en un look típicamente coreano se busca el famoso efecto *glow*.

Desde hace unos años ha empezado a extenderse la técnica del *contouring*, que hasta ahora era solo para profesionales y se utilizaba en ocasiones especiales. Sin embargo, hoy en día son muchas las personas que se maquillan a diario marcando el contorno del rostro. Lo mismo sucede con el iluminador, que también ha cobrado vital importancia en el maquillaje casual para dar un toque de luz que contraste con el acabado mate del resto de la cara.

El colorete tiende a ser más intenso en Occidente, donde se utilizan tonos muy variados. En Corea, en cambio, los colores más usados son el melocotón y el rosa suave.

CEJAS

EN EL MAQUILLAJE COREANO SE LLEVAN LAS CEJAS PRÁCTICAMENTE RECTAS Y MAQUILLADAS DE MANERA NATURAL, de forma que lo único que se hace es rellenar levemente la ceja para marcar más su forma natural. Se utiliza mucho la técnica de la micropigmentación. En el maquillaje occidental son más habituales las cejas marcadas y arqueadas, más anchas y con el color más difuminado en la zona superior del lagrimal y más estrechas y marcadas en el extremo.

OJOS

En Corea, con la intención de dar naturalidad y agrandar el ojo, se utilizan sombras nacaradas y con brillo, siempre en tonos bastante suaves (rosados, corales, tonos tierra, etcétera). Para delinear el ojo se utilizan lápices o sombras, en tonos más marrones que negros, siguiendo la línea natural del ojo, sin añadir rabillo, y difuminándola para que defina la línea de las pestañas sin quedar muy marcada.

LOS OJOS ASIÁTICOS TIENEN UNA ZONA CONOCIDA COMO EL *AEGYO SAL* («ENCANTO ADORABLE»), unas bolsas de grasa que a diferencia de las bolsas que todos conocemos, están justo debajo de la línea inferior de las pestañas y se dice que dan un aspecto mucho más joven al rostro. De hecho, en los últimos años incluso se ha puesto de moda una operación estética que marca esta bolsa. En Corea se resalta con lápices o sombras claritas que iluminan la zona, e incluso se puede dibujar o hacer más pronunciado el *aegyo sal* trazando la que sería su línea inferior con una sombra más oscura muy difuminada. Es lo único que se hace en la zona inferior del ojo, ya que normalmente las mujeres se centran en maquillar la zona del párpado.

Las pestañas de las coreanas no son muy largas, espesas o rizadas, por lo que es muy normal utilizar rizadores, rímel e incluso pestañas postizas de aspecto natural que sumen densidad.

En Occidente predominan más los ojos muy maquillados, con todo tipo de sombras según la temporada, sin miedo al uso de colores vivos y con un gran uso también de tonos mate tanto en la zona del párpado móvil como en la línea inferior del ojo. Suele resaltarse también la línea del ojo con un delineador de ojos (*eyeliner*) muy marcado (un look conocido como delineado de ojos de gato o *cat eye*), que alarga la mirada y da mucha más intensidad al maquillaje. Justo lo contrario que los ojos de cachorro o *puppy eyes*, una tendencia de maquillaje que arrasa en Corea y que recrea la mirada melancólica de los cachorritos, redondeando la forma del ojo para darle un aire más juvenil.

LABIOS

Una tendencia que siempre se lleva en Corea es la de los labios degradados. Consiste en aplicar mayor intensidad del color que hayamos elegido en la parte central e interna del labio y difuminar el color en los bordes de los labios, de manera que quede un efecto de labio mordido muy natural, fresco y aniñado. Como cabe esperar, el maquillaje labial occidental sigue siendo aquí mucho más intenso y marcado. En los últimos años, la tendencia de maquillar los labios con tonos mate ha ido creciendo en Occidente y es otro de los básicos en este tipo de maquillaje: labios totalmente maquillados y con fórmulas con bastante cobertura. Para la gente más arriesgada, lo último son también los acabados metalizados en los labios, así como los colores atrevidos, como el azul, el verde o el gris.

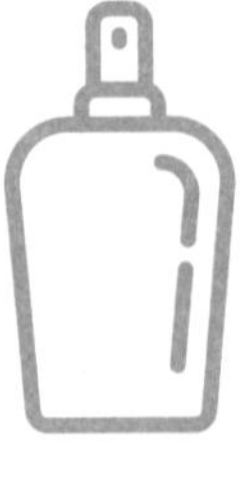
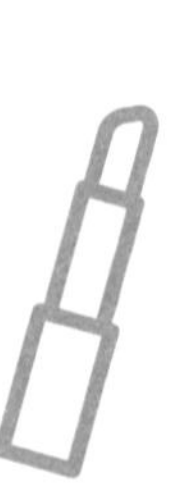
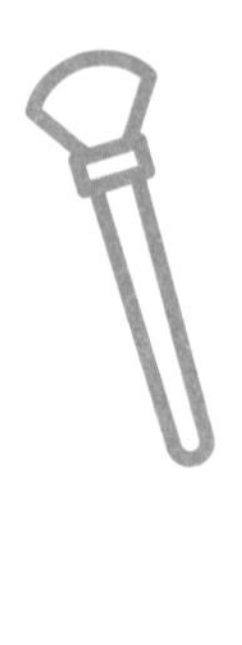

RUTINA PARA UN MAQUILLAJE COREANO BÁSICO

01

Tras haber realizado tu rutina de limpieza facial, finalizando con tu crema hidratante o loción, empezarás a unificar el tono de la piel con la BB cream que utilices habitualmente. Recuerda que las BB creams suelen llevar factor de protección solar (FPS), pero si utilizas otro tipo de producto para este primer paso es muy importante que tras la crema hidratante apliques otra crema con FPS. Una vez que hayas aplicado la BB cream, tienes dos opciones: si realmente te gusta el acabado luminoso típico de los looks asiáticos, simplemente deja que la BB cream se asiente antes de pasar al siguiente paso; si, por el contrario, tienes tendencia a tener brillos con facilidad, puedes utilizar unos polvos translúcidos o seborreguladores para evitar que esto pase. Si te decantas por la segunda opción, no abuses de matificar la base que has puesto para crear el maquillaje. PIENSA QUE LO MÁS BUSCADO ES LA PIEL JUGOSA Y SANA, Y QUE TENER LA PIEL LUMINOSA ES ALGO BUENO Y REJUVENECEDOR.

02

Delinear las cejas con un lápiz específico del tono que se ajuste lo más posible a tu tono natural. A pesar de que la tendencia coreana es la ceja recta, no es imprescindible, por lo que cada persona debería delinear su forma natural de la ceja y rellenarla suavemente, ayudándose de un gupillón para difuminar el color y que no quede excesivamente marcado.

03

Una vez las cejas están listas, elige una sombra, ya sea en crema, polvo o lápiz, de un tono suave y aplícala en el párpado móvil. Como buscamos un efecto natural, puedes aplicarla directamente con el dedo o ayudarte de él para difuminarlo y que no se note el corte brusco con la zona inferior de la ceja.

04
Para definir más la forma del ojo, con ayuda de un pincel fino y una sombra marrón oscura dibuja una línea lo más al ras de las pestañas posible. Puedes trazar la línea de mayor o menor longitud y anchura según la forma de tu ojo, pero en los maquillajes asiáticos se suele delinear aproximadamente desde dos tercios del ojo hacia afuera, sin llegar al lagrimal y sin alargarla en exceso por el otro extremo, es decir, sin crear rabillo. Si te delineas el ojo con lápiz, una vez que esté dibujada la línea, difumínala un poco con un pincel para un acabado más natural. Para dar más luz a la mirada puedes aplicar una sombra más clarita y con bastante brillo en la zona del lagrimal, tanto arriba como abajo.

05
Elige un colorete en un tono coral o rosa suave. Con ayuda de una brocha aplica el color de manera suave en la zona de la manzana de las mejillas y difumínalo un poco hacia la sien, pero marcando especialmente la manzana. Se puede aplicar de la misma manera cualquier otro colorete o rubor que sea en crema o en *cushion*.

06
Si tienes las pestañas más rectas, cúrvalas y rízalas un poco con ayuda de un rizador para posteriormente aplicar la máscara de pestañas. Si tienes la suerte de tener las pestañas rizadas, únicamente aplicarás la máscara y continuarás con el siguiente paso.

07
Para los labios, aplica un tinte labial o la barra del color que más te guste en la zona central y más interior del labio tanto superior como inferior. Con ayuda de un dedo difumina el color hacia el exterior, pero siempre con cuidado de que el tono más intenso permanezca en la zona interna del labio y el borde quede más clarito para lograr ese efecto degradado tan bonito. Si quieres aportar más jugosidad, puedes aplicar antes un bálsamo de labios que, además, te ayudará a mantener el labio hidratado por más tiempo.

EL ASPECTO DE LA PIEL

En los últimos años no solo nos han llegado nuevos productos desde Corea, sino que hemos recibido infinidad de nuevas tendencias y modas en lo que a belleza se refiere. En el equipo MiiN las hemos llevado absolutamente todas a cabo. Los resultados varían en función del tipo de piel, pero merece la pena probarlas como mínimo una vez porque los resultados pueden ser sorprendentes.

DEWY SKIN

Si sigues todas las tendencias que llegan desde Corea, seguro que has oído el término *dewy* para hacer referencia al aspecto de la piel. Podría traducirse como «jugosa», ya que es así como las coreanas quieren tener la piel. ¡Atención! No debe confundirse con una piel grasa o con brillos; el brillo de la piel no tiene por qué ser consecuencia del exceso de sebo y, aunque en Occidente tendemos a querer matificar siempre la piel, a las coreanas les gusta tener un aspecto luminoso. Una piel brillante es sinónimo de una piel sana.

HONEY SKIN

Es un paso más allá de la «piel jugosa» (*dewy skin*). Si alguna vez alguien te dice que tienes la piel como la miel (*honey skin*), puedes tomártelo muy bien, porque eso significa que tienes la piel preciosa.

Intenta imaginar un bote de miel. ¿Cómo lo definirías? Como algo homogéneo, translúcido, resplandeciente y brillante. Pues ese es el aspecto que debería tener tu piel si sigues la rutina facial adecuada. Para conseguirlo hay algunos trucos: los aceites faciales son un buen aliado, ya que nutren la piel en profundidad, mantienen la hidratación y dan como resultado este efecto *plump*.

GLASS SKIN

Igual que sucede con la «piel de miel», que te digan que tienes una «piel de cristal» (*glass skin*) es un piropo. Mientras que la primera quiere ser una piel tan jugosa como la miel, esta tendencia busca que la piel sea como el cristal.

Ya sabemos que las coreanas se preocupan por el aspecto de su cutis, pero que lo llevan hasta el extremo de querer tener una piel translúcida como el cristal es algo que nos llama mucho la atención. Y ¿sabes lo más sorprendente? ¡Que lo consiguen!

Pues bien, el objetivo es lucir una piel perfecta, sin imperfecciones, luminosa y translúcida como un cristal, con un efecto húmedo, sin artificios y sin maquillaje; como si la piel fuera el lienzo perfecto e inmaculado sobre el que empezar a trabajar.

¿Cómo conseguirlo? No hay un producto mágico que proporcione este acabado ni que dé un aspecto impoluto a tu piel. La clave está en ser constante y seguir la rutina coreana aplicando capas de productos que hidraten al máximo la tez, asegurándote siempre de que sean aptos para tu tipo de piel.

Sí hay un pequeño truco para potenciar este efecto «cristal»:

01 Después de la limpieza, exfolia suavemente la piel.

02 Aplica una esencia o un sérum de textura ligera y con ingredientes hidratantes como el ácido hialurónico.

Para conseguir la piel de cristal se recomienda utilizar productos poco densos y con texturas muy acuosas. El resultado se aprecia fácilmente después de aplicar el sérum, cuando la piel se encuentra en un estado de hidratación óptimo tras unos días siguiendo la rutina completa.

CLOUDLESS SKIN

Ya hemos aprendido nuevas formas de denominar el aspecto de nuestra piel: *dewy skin*, *honey skin*, *glass skin*... ¿Qué más? En este caso, vamos más allá de la superficie, y es que la «piel despejada» (*cloudless skin*) es una tendencia que va acorde con el estilo de vida que muchos buscamos: respetuoso con nosotros mismos, con nuestro organismo y con nuestro entorno. El objetivo es saber lo que quiere tu piel y ser consciente de todos los agentes externos que pueden dañarla para poder actuar.

Una piel despejada es una piel con un aspecto sano, sin nada en ella que te distraiga, como el cielo en un día soleado. A diferencia de otras tendencias, se centra en el estado de salud de nuestra piel más que en su aspecto, por lo que el resultado final es solo una parte de todo el proceso.

Pero ¿por qué se llama así? Porque la piel estresada tiene un aspecto «nublado», y de ahí que busquemos todo lo contrario: una piel despejada. De hecho, la hormona del estrés (cortisol) provoca que la piel sea más vulnerable y reactiva y se inflame con más facilidad. La centella asiática es uno de los mejores ingredientes para calmar la piel.

Solo podemos conseguir una piel despejada si nos cuidamos por dentro y por fuera. Por un lado, debemos cuidar nuestra alimentación, nuestra exposición a los radicales libres ambientales, nuestros niveles de estrés e incluso las horas que dormimos. Todo esto nos ayudará a prevenir y luchar contra los daños que provocan todos los agentes externos en nuestra piel. A nivel externo se trata de proteger la piel para evitar que sea agredida y presente síntomas como inflamación, hipersensibilidad, acné, manchas y un largo etcétera.

Hay que aprender a «escuchar» la piel y descifrar las señales que nos envía para saber cómo actuar:

01 PIEL CANSADA. Indica una falta de sueño. Procura dormir entre siete y nueve horas y aprovecha las horas de máxima renovación celular para aplicar tratamientos intensivos como las mascarillas nocturnas.

02 APARICIÓN DE LAS PRIMERAS MANCHAS. Se asocian a la exposición a los rayos ultravioletas en el día a día. En cuanto aparezcan, acude a tu dermatólogo. Aparte de utilizar productos con protección solar alta a diario, busca cosméticos con arbutina, vitamina C o extracto de regaliz.

03 PIEL OPACA Y SIN BRILLO. Es un signo de estrés. Intenta dedicarte unos minutos al día para desconectar; tu piel y tu cuerpo te lo agradecerán. Nada mejor que una sesión de *multimasking* estirada en el sofá.

04 LÍNEAS DE EXPRESIÓN MARCADAS. Indican una falta de elasticidad. ¿Sabías que si hidratas la piel en profundidad es menos reactiva a los radicales libres? Hidrata, hidrata, hidrata.

05 POROS OBSTRUIDOS. Se asocian a la contaminación. La limpieza y la exfoliación se convierten en dos pasos fundamentales de la rutina para eliminar todo tipo de impurezas y suciedad.

7 SKIN METHOD

Cuando creíamos que ya lo sabíamos todo sobre la rutina coreana, aparece un nuevo método de aplicación del tónico. ¡No dejan de sorprendernos! Aviso: puede parecer una broma, pero no lo es. Las coreanas lo hacen realmente, y funciona.

Ya te hemos hablado del *7 Skin Method*. Este peculiar truco consiste en aplicar el tónico siete veces. Sí, has leído bien: siete veces. Siete capas de tónico sobre tu piel. ¿Para qué? Para rehidratarla y dejar la piel resplandeciente (que no grasa). El método es muy sencillo, no hay letra pequeña, no necesitas un producto nuevo, solo un tónico. Estos son los pasos:

01 Limpia la piel.
02 Empapa un par de discos de algodón con tónico o aplica el tónico directamente con la palma de la mano sobre la piel.
03 Deja que se absorba.
04 Repite el segundo paso seis veces más.

Es un tratamiento de choque para pieles de todo tipo y deshidratadas o con falta de luminosidad. Es ideal hacerlo después de una exposición prolongada al sol, de un viaje, de un largo vuelo en avión... en cualquier momento en el que nuestra piel se haya visto sometida a un cambio, ya sea por el clima, el estrés, etcétera. Este método es mucho más eficaz que utilizar una crema hidratante, ya que al ser una solución acuosa, penetra más fácilmente en la piel.

JAMSU

¿Qué es lo que nunca harías después de maquillarte? Probablemente meter la cara dentro de un cuenco de agua, ¿verdad? Pues estábamos todas equivocadas, porque resulta que las coreanas tienen una técnica que es lo más para mantener la piel mate y suave una vez maquillada.

Jamsu significa «sumergir en agua» en coreano, y de eso se trata. Es muy fácil de realizar: aplicamos la BB cream, la fijamos aplicando generosamente polvos matificantes y... ¡al agua! Debemos sumergir el rostro en un recipiente con agua fría durante treinta segundos. Es muy importante secar la cara después con una toalla o un paño, sin restregar, dando pequeños toques o haciendo un poco de presión para absorber la humedad de la piel. Después, pasamos a los siguientes pasos del maquillaje: ojos, labios, polvos bronceadores, etcétera.

Esta técnica promete hacer que tu maquillaje dure intacto mucho más tiempo y reducir la aparición de brillos a lo largo del día. Eso sí, no funciona igual en todo el mundo, ya que depende del tipo de piel. Nosotras la recomendamos para pieles más grasas y solo durante los meses de verano, puesto que hacerlo cuando hace frío puede resecar el cutis en exceso.

LAVAR LA PIEL CON AGUA CARBONATADA

Resulta que en la nevera tenemos uno de los mejores limpiadores para la piel y llevamos años sin saberlo, utilizándolo solo para refrescarnos. Se trata del agua con gas. Las coreanas han descubierto todos los beneficios que tiene para la piel y lo han convertido ya en una alternativa al limpiador facial.

El agua con burbujas realiza una miniexfoliación en las pieles sensibles; al no llevar partículas sólidas como algunos exfoliantes, no irrita tanto la piel. Es ideal para pieles mixtas y acneicas porque ayuda a controlar la producción de sebo y limpia el exceso de grasa en la piel. También puede tener propiedades reafirmantes, y uno de sus puntos fuertes es que aporta mucha luminosidad. La ventaja del agua carbonatada es que tiene menos piedra caliza que el agua normal. Tiene que ser agua natural con gas, nada de bebidas azucaradas o refrescos.

Se recomienda usarla de una a dos veces por semana, aunque si tienes la piel grasa, puedes hacerlo todos los días (si bien es mejor por la noche).

09

PREGUNTAS PRECUENTES

자주 묻는 질문들

Es normal que te vayan surgiendo dudas a medida que vas dando los primeros pasos y te adentras en el mundo de la cosmética coreana. Al ser un sector en constante evolución, incluso las personas más expertas (con una piel que nada tiene que envidiar a la de las actrices de los *K-dramas*) tienen sus momentos de confusión.

¿CUÁNTO TIEMPO HAY QUE DEDICAR A LAS RUTINAS DIARIAS DE BELLEZA?

El mínimo son cinco o diez minutos por la mañana y veinte minutos por la noche. Cuesta hacerlo, pero una vez que empiezas y ves el cambio, es mucho más fácil cumplirlo día tras día. Aunque lleves un ritmo de vida frenético, deberías verlo como tu momento de relax y de mimos diario. La rutina puede alargarse hasta los cincuenta minutos o una hora, dependiendo de los pasos que hagas (por ejemplo, puede prolongarse si ese día de la semana toca exfoliación o un tratamiento específico, ya que hay mascarillas que requieren estar treinta minutos con el producto puesto).

¿CUÁNTO TIEMPO TENGO QUE ESPERAR ANTES DE APLICARME EL SIGUIENTE PASO DE LA RUTINA?

Entre producto y producto solo hay que esperar unos segundos antes de aplicar el siguiente paso. Sin embargo, esto depende del tipo de piel y del paso en el que nos encontremos. Si tu piel es grasa, probablemente tarde más en absorber los productos (pero hablamos de segundos, así que no te preocupes). En el caso del tónico o la esencia, por ejemplo, podemos aplicar el siguiente paso sin que la piel lo haya absorbido completamente, ya que así vehicula mejor los principios activos.

¿A QUÉ EDAD EMPIEZAN A CUIDARSE LAS CHICAS COREANAS?

En Corea empiezan a cuidarse desde muy jovencitas. Normalmente, las chicas ven en casa cómo sus madres se cuidan, y es fácil acceder a productos de cosmética desde una edad muy temprana. Hay marcas muy focalizadas en un público joven (muy joven). Además, el uso de cosméticos en *K-dramas* (series) y la influencia de las *celebrities* adelantan la edad a la que empiezan a usarse tratamientos cosméticos. De hecho, muchas marcas han tenido que bajar la edad de su consumidora potencial de cuarenta a veinte años.

¿QUÉ COSMÉTICOS COREANOS HAN TENIDO MEJOR RESPUESTA ENTRE LAS CONSUMIDORAS OCCIDENTALES?

Las mascarillas son sin duda uno de los productos estrella. Su gran variedad no tiene ni punto de comparación con algunas marcas occidentales que están lanzando ahora al mercado este tipo de producto.

Las BB creams también son uno de los cosméticos más buscados. No es porque lo digamos nosotros, pero no existen todavía BB creams como las coreanas.

¿QUÉ ES LO MÁS IMPORTANTE QUE HA EXPORTADO COREA DEL SUR AL RESTO DEL MUNDO EN EL SECTOR DE LA COSMÉTICA?

Creemos que la contribución más importante de Corea del Sur en el mundo de la cosmética son sus propiedades innovadoras y sus fórmulas, el diseño único de sus envases y el hecho de que sea divertido usar los productos. Muchas marcas conocidas de Estados Unidos y Europa han conquistado el mercado global hasta ahora con productos convencionales, y durante mucho tiempo el consumidor no ha visto nada nuevo. Sin embargo, la cosmética coreana es toda una aventura gracias a sus nuevas fórmulas, texturas, aplicaciones y diseños. Los consumidores estaban deseando una renovación y la cosmética coreana ha cubierto sus expectativas y necesidades.

¿POR QUÉ LA COSMÉTICA COREANA HA ALCANZADO TANTO ÉXITO EN TODO EL MUNDO EN LOS DOS ÚLTIMOS AÑOS?

En declaraciones del equipo de relaciones públicas de Wishcompany Global, una empresa ubicada en Corea del Sur cuya marca comercial es Klairs: «Los productos de cosmética coreana son conocidos por su alta calidad, la innovación en sus formulaciones y un precio razonable en el mercado global. Es cierto que el mercado de la cosmética en Corea está lleno de marcas muy buenas y productos de calidad. Esto se ha logrado gracias a que la industria cosmética coreana es muy competitiva y ha desarrollado y creado no solo nuevas marcas y productos, sino numerosos consumidores con un arma muy poderosa y famosa a su alcance: internet.

»Los consumidores de productos de cosmética coreana están comprendidos, por lo general, en grupos que van desde los diez a los cuarenta años, que justamente también son los usuarios más activos en internet. En internet, la gente puede comunicarse con cualquier persona, en cualquier lugar y en cualquier momento, y expresar casi cualquier cosa.

»Entonces, ¿qué hubiera pasado si los productos coreanos no fueran de buena calidad, si tuvieran un precio elevado sin estar justificado? Solo aquellas marcas que ofrecen calidad pueden sobrevivir al juicio al que están sometidas constantemente en el entorno online. Por lo tanto, hoy en día, el verdadero poder de marca proviene de las redes sociales, no solo en Corea del Sur, sino dentro del mercado global.

»Klairs es un buen ejemplo de éxito, no solo por haber sobrevivido, sino porque se convirtió en una marca top que ahora tiene más de un millón y medio de fans en todo el mundo, fuera de Corea del Sur. Klairs creó sus propias plataformas de medios de comunicación y publicó contenidos digitales informativos, pero divertidos, para comunicarse directamente con los clientes y transmitir la filosofía de la marca: simple, pero suficiente, es decir, ingredientes simples con suficientes efectos en la piel. El enfoque fue muy elogiado por millones de personas y posicionó muy bien la marca en las principales plataformas globales de redes sociales».

10

COSMÉTICA MASCULINA

남성 화장품

SEGÚN EUROMONITOR, LOS COREANOS SON LOS HOMBRES QUE MÁS PRODUCTOS DE CUIDADO FACIAL CONSUMEN DEL MUNDO, con un gasto per cápita cuatro veces superior a los segundos de la lista: los daneses.

El sector del cuidado facial masculino factura mil millones de dólares al año en Corea del Sur, y se espera que crezca casi un 50 por ciento en los próximos cinco años. Además, los hombres coreanos no solo compran loción para después del afeitado y crema hidratante, sino que cada vez hay más demanda de productos antienvejecimieto, mascarillas y espráis faciales.

Dos de los fundadores y directores generales de nuestras marcas favoritas son hombres: Jerry Kim, de Aromatica, y Soungho Park, de Wishcompany (Klairs). Nos han hablado de su experiencia con la cosmética masculina, no solo como representantes de una marca, sino como consumidores, y a continuación te dejamos sus impresiones.

LA VISIÓN DE JERRY KIM,

FUNDADOR Y DIRECTOR GENERAL DE AROMATICA

¿CÓMO SE CUIDAN LA PIEL LOS HOMBRES? ¿HAY ALGUNA DIFERENCIA ENTRE EL CUIDADO DE LA PIEL EN COREA DEL SUR Y EN EL RESTO DEL MUNDO?

«No hay una diferencia sustancial en el cuidado facial masculino coreano, pero lo más notable es que en Corea del Sur no tenemos la costumbre de utilizar productos ni desodorantes con fragancias muy intensas; damos más importancia a las propiedades de un tratamiento que a otros aspectos como su olor.

»En nuestra rutina diaria, los coreanos normalmente usamos un limpiador, un tónico y una loción hidratante. Si queremos añadir algún producto para tener una rutina más completa, aplicamos un exfoliante o productos que aporten luminosidad o con propiedades antienvejecimiento. En Corea del Sur, también a los hombres nos fascina el cuidado facial, y gastamos mucho dinero en cosmética, motivo que ha llevado a marcas internacionales como Lab Series, SK-II Men o ULOS a probar en Corea del Sur nuevos productos para el mercado masculino antes de lanzarlos en otros países.»

¿CUÁLES SON LOS PASOS BÁSICOS EN UNA RUTINA FACIAL MASCULINA?

«La rutina básica incluye un limpiador, un tónico y una hidratante. Limpiamos la cara con agua tibia y después aplicamos un limpiador en espuma. Debido a la producción excesiva de sebo, la piel de los hombres tiende a ser un poco más grasa que la de las mujeres, pero es importante evitar los jabones demasiado agresivos, ya que pueden irritar y resecar la piel. Yo recomiendo las espumas limpiadoras, como el limpiador de árbol de té de Aromatica *Tea Tree Balancing Foaming Cleanser*, un limpiador suave formulado con aloe vera ecológico y aceite de árbol de té. Después de la limpieza, aplicamos el tónico y la hidratante.»

¿UTILIZAN LOS HOMBRES LOS MISMOS PRODUCTOS Y PASOS QUE LAS MUJERES EN SU RUTINA?

«En 2016, la facturación del sector de la belleza masculina en Corea del Sur fue de aproximadamente 1.200 millones de dólares, con un crecimiento del 10 por ciento cada año debido al aumento del interés de los hombres por la belleza. Según Olive Young, las ventas de cuidado personal han crecido un 40 por ciento cada año de 2014 a 2016, y la nueva tendencia es que los hombres se preocupen tanto como las mujeres por los pequeños detalles. Ya no les interesan solo los productos básicos, sino que también buscan tratamientos específicos, ya sea para el control de los poros y el sebo, o para cubrir las imperfecciones con productos con color, como las BB creams.

»Muchos hombres se preocupan por la función y el resultado que ofrecen los productos. Los más demandados son los que aumentan la luminosidad y retrasan la aparición de los signos de envejecimiento, así como los tratamientos para el acné. Por ahora, la mayoría de ellos usa solo productos básicos para el cuidado de la piel, pero se prevé que aumente el número de hombres que compren cosméticos tan diversos y variados como las mujeres.»

¿CUÁNDO EMPEZASTE A CUIDARTE LA PIEL? ¿LO HAS HECHO SIEMPRE O ES ALGO RELATIVAMENTE RECIENTE?

«Yo tengo la piel clara y muy fina, por lo que incluso en mi adolescencia, cuando la producción de sebo era mayor que en cualquier otra época, tuve que usar una loción con propiedades hidratantes. Habrá quien piense que tengo la piel limpia y los poros muy cerrados para mi edad, pero tengo que hidratar mi cutis a diario, ya que tiene tendencia a arrugarse.

»Solo uso productos de Aromatica para el cuidado de la piel. Empiezo mi rutina limpiándome la cara con la *Sea Daffodil Cleansing Mousse*. Después me afeito con una crema de afeitar. Antes de que el agua se seque de la cara, tonifico la piel más de dos veces con el *Sea Daffodil Aqua Toner* y aplico el *Argan Intensive Hydrating Serum*. A continuación, me pongo la *Calendula Juicy Cream* para un toque extra de hidratación. Antes de salir a la calle termino la rutina aplicando el *Natural Tinted Sun Cover Cushion* porque tiene protección solar y unifica el tono.»

¿EN EL MERCADO COREANO HAY MUCHOS PRODUCTOS ESPECÍFICAMENTE PARA HOMBRES O SON, MÁS BIEN, PRODUCTOS QUE PUEDEN UTILIZAR AMBOS SEXOS?

«A medida que crece el mercado de la belleza masculina, las marcas lanzan líneas exclusivas para el cuidado de la piel de los hombres. Olive Young, la mayor tienda de *health and beauty* (H&B) en Corea, vende más de 20 marcas solo para el cuidado de la piel masculina con todo tipo de productos: tónicos, lociones, esencias, *peelings*, tratamientos antienvejecimiento, exfoliantes, contornos de ojos o tratamientos para la hiperpigmentación. Por supuesto, también hay muchos productos unisex en el mercado, como las mascarillas faciales de un solo uso, las mascarillas de arcilla, los *cushions* o las BB creams.»

LA VISIÓN DE SOUNGHO PARK,

FUNDADOR Y DIRECTOR GENERAL
DE WISHCOMPANY

CÓMO SE CUIDAN LA PIEL LOS HOMBRES? ¿HAY ALGUNA DIFERENCIA ENTRE EL CUIDADO DE LA PIEL EN COREA DEL SUR Y EN EL RESTO DEL MUNDO?

«Corea del Sur tiene el mercado de cosmética más importante del mundo. Los hombres se preocupan mucho por su aspecto, motivo por el que consumen este tipo de productos. Pero todavía tenemos dos clientes objetivo diferentes: 1) Orientado al cuidado de la piel; en este grupo, la rutina y los productos usados para el cuidado de la piel son similares a los de las mujeres (sin incluir el maquillaje).

Los pasos serían: limpieza, tónico, esencia (o sérum), crema y protección solar. También se puede aplicar una BB cream. 2) Orientado al cuidado personal; muchas marcas de productos para el cuidado personal se dirigen a este mercado y ofrecen productos "todo en uno" para los hombres. En este caso, su rutina de cuidado de la piel es más básica: limpieza, todo en uno (tónico, sérum y crema en un solo producto) y protección solar.»

¿UTILIZAN LOS HOMBRES TANTOS PASOS EN SU RUTINA COMO LAS MUJERES?

«Los pasos de la rutina de cuidado de la piel masculina no son tantos como los que siguen las mujeres, aunque no hay tanta diferencia. Los hombres normalmente no se maquillan y pueden ahorrarse algunos pasos (como el bálsamo desmaquillador, por ejemplo).»

¿EN EL MERCADO COREANO HAY MUCHA VARIEDAD Y OFERTA DE PRODUCTOS ESPECÍFICOS PARA EL CUIDADO MASCULINO O ENCONTRAMOS MÁS OPCIONES UNISEX?

«Hay clientes que utilizan productos unisex, mientras que otros prefieren las líneas exclusivamente para hombres. Sin embargo, cada vez son más las marcas de cosmética masculina que lanzan productos básicos de maquillaje, como BB creams o *cushions*.»

11

CONSEJOS PARA VIAJAR A COREA DEL SUR

한국 여행 팁

Si vas de visita a Corea del Sur, merece la pena reservar al menos tres días para una ruta de compras por Seúl. Las tiendas de cosmética son uno de los principales atractivos de la ciudad, pero no el único. De hecho, es probable que vuelvas de Seúl enamorada de alguna de sus centenares de **cafeterías** o con la maleta llena de ***ropa*** y ***gadgets***.

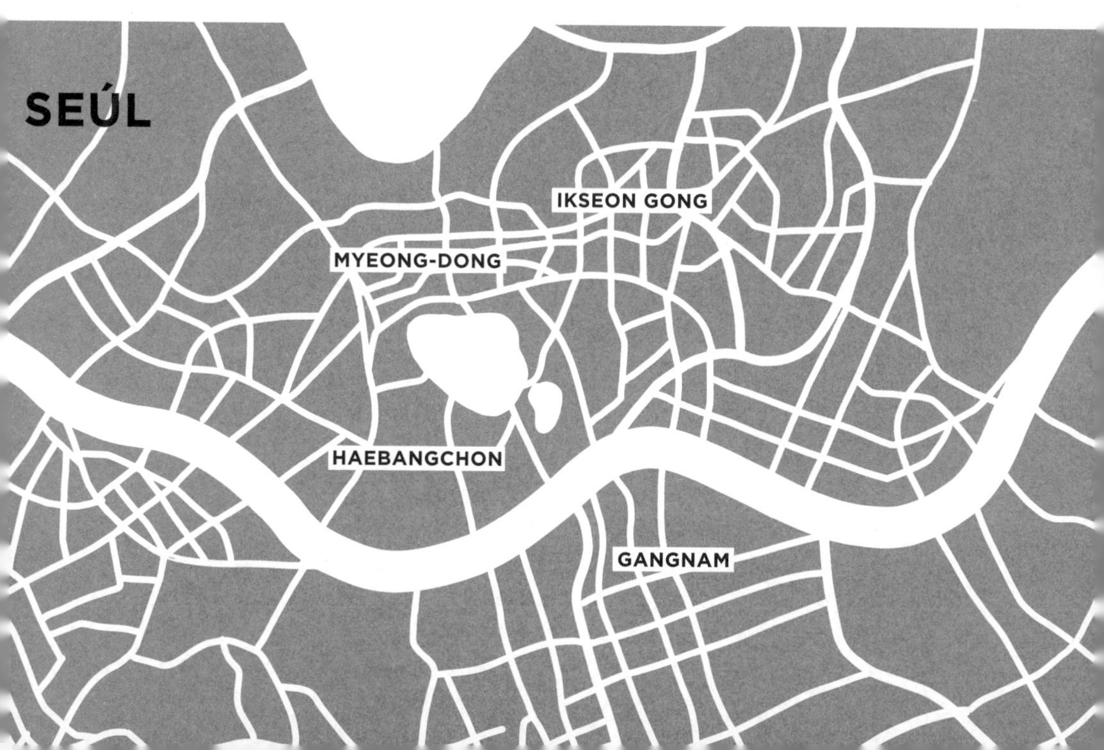

COSMÉTICA Y BELLEZA

Empecemos por lo que más nos interesa: la cosmética. ¿Dónde se pueden comprar y encontrar las últimas novedades de *K-beauty*? **LA ZONA POR EXCELENCIA PARA ACABAR CON DECENAS DE BOLSAS DE PRODUCTOS DE BELLEZA ES MYEONG-DONG.** Es un lugar muy turístico, pero si tu pasión es la cosmética, no puedes pasarlo por alto. Tienes que prepararte para una sobreestimulación de tiendas, promociones y gente, pero tus marcas favoritas, y las más conocidas, tienen sus tiendas en esta famosa zona que acumula decenas de locales dedicados exclusivamente a la cosmética en una misma calle. Para recorrerlo entero y no perder detalle necesitarás al menos tres horas; eso sí, saldrás de ahí tachando de tu lista de deseos todos los productos que tenías apuntados... ¡Aunque no entres en ninguna tienda, acabarás cargando con mascarillas o productos de muestra!

LAS MARCAS MÁS COMERCIALES PUEDEN LLEGAR A TENER TRES TIENDAS A ESCASOS METROS ENTRE SÍ, de modo que si no encuentras un producto en una, nuestro consejo es que salgas, des unos cuantos pasos y entres en la siguiente que encuentres.

Esta zona se llena de paraditas de comida al caer la tarde, así que puedes aprovechar y cenar o picar algo mientras estás de compras. Además, si eres fan de Line, no puedes irte de Myeong-dong sin entrar en su tienda insignia y hacerte una foto con el adorable Brown.

OTRA ZONA EN LA QUE ENCONTRARÁS TODOS LOS COSMÉTICOS QUE QUIERAS Y MÁS ES GANGNAM, sobre todo en las calles que rodean a su famosa estación. Es probable que tengas que hacer alguna cola para entrar en según qué tienda, como en la tienda insignia de Kakao Friends (pero te aseguramos que merece la pena).

En ambos barrios encontrarás tiendas multimarca con lo último en belleza, como Aritaum u Olive Young. Todos los productos que han arrasado en Europa han pasado primero por ahí. Con un poco de suerte tendrás en tu manos el próximo éxito de la cosmética coreana meses antes de que se convierta en un producto imprescindible en España.

Si vas buscando lo más *trendy*, no puedes perderte la tienda Creemare y su gran variedad de marcas. Entre ellas, seguro que ves algunas que utilizas en tu día a día y que no son *made in South Korea*, pero así sabrás qué es lo que les gusta más a los coreanos de nuestra cosmética. Chicor es otra tienda multimarca que sigue un concepto parecido; no están las marcas más comerciales, pero sí las mejores (marcas pequeñas con una filosofía muy especial que las hace únicas). Muchos de nuestros productos favoritos han salido de ahí.

Seguimos en el terreno de la belleza, pero ¿qué tal si cambiamos las compras por toda una experiencia? El cuidado de la piel es todo un arte en Corea del Sur, y por eso los centros de belleza deben ser lugares muy especiales. Si quieres vivirlo en primera persona, no puedes irte de Seúl sin pasar por A. By Bom, un lugar muy especial donde encontrarás todos los servicios de belleza que desees: peluquería, manicura y maquillaje. Se ha convertido en un imprescindible entre las *celebrities.*

Por cierto, las manicuras son otro ritual al que se da mucha importancia en Corea del Sur. Hay especialistas que harán verdaderas obras de arte en tus uñas. Los diseños de Unistella son de pasarela... No puedes volver a casa sin decorarte las manos con uno de sus trabajos.

NUESTRO ÚLTIMO CONSEJO *BEAUTY* ES QUE DISFRUTES DE UNAS MERECIDAS HORAS DE SPA COMO SI FUERAS UNA ESTRELLA... ¡Un viaje de doce horas no merece menos! Puedes optar por los famosos spas coreanos (*jimjilbang*), pero si quieres sentirte como una princesa, reserva cita en cualquiera de los tres spas de Shangpree que encontrarás en Seúl. Cuentan con más de veinte años de experiencia y estarás en manos de expertas.

TIPS DE EXPERTA

PARA VOLVER A CASA CON LA COSMÉTICA COREANA MÁS TOP

Entérate de las fechas en las que salen las ediciones limitadas. La mayoría de las marcas lanzan ediciones exclusivas en colaboración con otras marcas y sus productos son aún más top de lo normal. Sigue a las marcas en sus cuentas oficiales y no te pierdas ninguna novedad.

Sigue a las *youtubers* de referencia para conocer lo más *trendy* del momento. Suelen sacar las novedades antes que nadie y sus *hauls* son muy prácticos para conocer el producto antes de comprarlo.

Cuando ya sepas qué producto quieres, guarda una foto en tu móvil. Te será muy útil para enseñarlo en la tienda y que sepan exactamente qué es lo que buscas.

Hay tantas tiendas de cosmética juntas que merece la pena mirarlas todas antes de comprar. Las ofertas pueden variar incluso tratándose de la misma marca.

Es habitual que te ofrezcan muestras o productos gratuitos por tu compra. Si no lo hacen, pide muestras.

COMIDA Y BEBIDA:

NUESTROS IMPRESCINDIBLES

Aunque nos apasione la cosmética, cada vez que vamos a Seúl dedicamos gran parte de nuestro tiempo a descubrir nuevos lugares que poco tienen que ver con los «potingues». La moda, la gastronomía y la cultura coreanas tienen mucho que ofrecer y las calles de Seúl esconden rincones realmente interesantes e insólitos.

Vayamos de ruta gastronómica. Los platos típicos son fáciles de encontrar en casi toda la ciudad: *bibimbap*, una sabrosa mezcla de arroz, ternera picada, verduras y huevo; *tteokbokki*, pasteles de arroz salteados con pescado y cebolleta; *kimchi*, la famosa col china fermentada, un superalimento que no puede faltar en ninguna mesa coreana; *jjajangmyeon*, fideos gruesos con cerdo, salsa de soja y verduras, etcétera, así que nuestras recomendaciones se salen un poco de lo corriente.

La barbacoa es muy típica de Corea del Sur. Es fácil encontrar locales que ofrezcan este tipo de comida, pero para acertar hay que buscar bien. Un manjar famoso es el cerdo negro de la isla de Jeju (isla también conocida por ser el origen de muchos ingredientes cosméticos). Se puede comer en Black Pig Seoul, muy cerca del centro comercial COEX Mall.

También hay opciones veganas. Como sabemos que cuesta encontrarlas, apunta este truco: la aplicación HappyCow te muestra los locales con opciones veganas y vegetarianas más cerca de ti. Algunos de nuestros locales favoritos: Plant Café, Yummyomil, Huggers o Loving Hut.

Hay un distrito de Seúl que está en pleno desarrollo y promete: Ikseon-dong, cerca de Jongno. Allí se pueden encontrar muchos restaurantes y cafeterías típicas construidas en casas tradicionales coreanas restauradas. No es un lugar muy turístico, y a alguna de sus calles solo se puede acceder a pie. Es una zona tranquila en la que hay también pequeñas tiendas de jóvenes emprendedores. El ambiente es moderno a la vez que tradicional. Toda una experiencia.

Las cafeterías de Seúl son el lugar perfecto para sumergirse en el día a día y ver cómo cuidan hasta el más mínimo detalle. Hay tantas que en un solo viaje es casi imposible dar con las más peculiares. Por eso te lo ponemos fácil con nuestra pequeña selección:

SEOUL COFFEE. Podemos decir muchas cosas sobre esta cafetería, pero hay que verla en persona. Está situada en el área de Ikseon-dong, una zona muy concurrida entre la gente local, lo cual ya dice mucho a su favor. Lo que más nos gusta es que tiene esa combinación perfecta de lo tradicional y lo moderno. Cuando estás dentro, sientes el estilo coreano en su diseño. Su menú también es único, nada convencional.

En los últimos años, la tendencia en Corea del Sur era frecuentar locales de estilo europeo, ya que se veía como algo *chic* y *trendy*. Sin embargo, esto está cambiando y se vuelve a valorar la cultura coreana, que se percibe como moderna y elegante. Por eso los locales como Seoul Coffee están tan de moda. *www.seoulcoffee.co.kr*

CAFE MENON. Si tuviéramos una cafetería MiiN, se parecería muchísimo a esta. Es coqueta y rosa; además, tiene una segunda planta llena de productos de cosmética. ¿Es el sitio perfecto o no? Está en el distrito de Mapo-gu, en el área de Hongdae. Nota: probar el postre es imprescindible.

MAJESTEA. Un espacio tranquilo también con vistas espectaculares para disfrutar de un buen té. Está en el distrito de Gangnam, en Cheongdam-dong.

ORIOLE. No es una cafetería, sino un local para tomar algo con vistas a toda la ciudad. Merece la pena visitarlo tanto de día como de noche, pues la panorámica que ofrece es impresionante y el aire romántico que desprende enamora de verdad. Oriole está en Haebangchon, cerca de Itawon.

SABÍAS QUE EN COREA...

... Nació el primer maquillaje producido en masa, en 1910.

... Las judías se utilizaban como jabón limpiador tras mezclar el maquillaje con agua, ya que contienen saponina, un agente de limpieza eficaz.

... Las lociones se hacían a partir de zumo, que se extraía de plantas como los tallos de calabaza.

... El arroz y el mijo se utilizaban como maquillaje tras mezclarse con agua o aceite para que así se adhirieran a la cara.

... Los aceites de albaricoque y melocotón aliviaban el dolor de hígado y ayudaban a esconder las pecas.

... El aceite de cártamo, rico en vitamina E y ácidos grasos esenciales, era bueno para aumentar la humedad y el brillo de la piel.

... Es típico comer con palillos de metal para que no se quemen los de madera cuando comes la típica barbacoa coreana.

... Se dice adiós de manera diferente dependiendo de si te vas o te quedas en el lugar en el que estás.

... Es uno de los países del mundo en el que más operaciones de cirugía estética se hacen.

Esperamos que termines este libro con un montón de ganas de probar la cosmética coreana. ¡A nosotros nos ha hecho muchísima ilusión introducirte en ella! Al fin y al cabo, por algún sitio hay que empezar. ¡Hasta nosotros fuimos novatos algún día!

El *K-beauty* es mucho más que una rutina de cuidado facial; es un estilo de vida que cambiará no solo tu aspecto, sino también cómo te sientes. Millones de personas de todo el mundo han encontrado a través de la cosmética coreana su rutina de cuidado facial perfecta... y es que los coreanos saben que la diferencia está en los pequeños detalles.

Hay una rutina facial específica para cada tipo de piel y queremos ayudarte a que encuentres la tuya. Recuerda que estamos aquí para aclarar todas tus dudas mientras te adentras en este maravilloso mundo. Nos vemos en MiiN. ¡Te esperamos con los brazos abiertos!

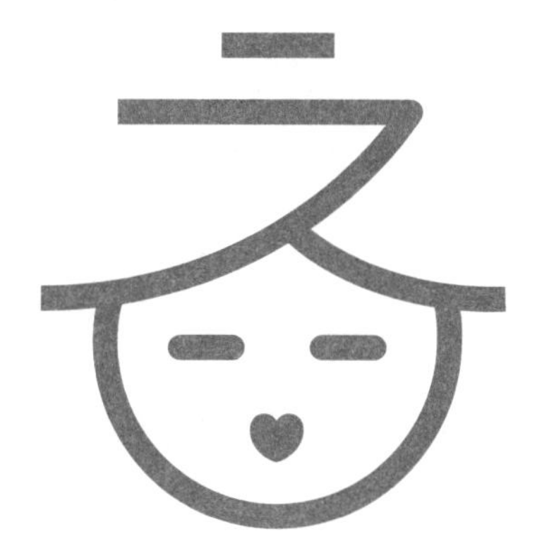